新潮文庫

脳は若返る

—最先端脳科学レポート—

久恒辰博著

JN282296

新潮社版

8542

はじめに「いつまでも元気な脳でいたい人へ」

このところ、健康ブームも手伝って「アンチエイジング」という言葉を耳にする機会が増えてきました。

エイジングとは「年齢を重ねること」「老化すること」です。

それにアンチ（抵抗）するというのですから、つまり「老化を防止する」ということになります。日本語では「抗老化」とも呼ばれる、高齢化社会を迎える21世紀の重要なキーワードといえるでしょう。

しかし、現在語られているアンチエイジングのほとんどは「身体《からだ》のアンチエイジング」のことです。もちろん、生活習慣病の予防など、身体のアンチエイジングが大切なことはいうまでもありません。ですが、わたしは「脳のアンチエイジング」も可能であるし、脳を鍛えることが、もっと注目されるべきではないかと考えています。

たとえば、かつての脳科学界では「脳は子どもの間に成長してからは、加齢とともに衰えていく一方だ」と考えられてきました。

ところが、この10年ほどの間にその定説が覆《くつがえ》されたのです。人間の大人の脳、またお年寄りの脳でも、新しい神経細胞（新生ニューロン）が生まれていることが確認されたのです。

わたしの研究室でも、２００１年にサルを使った実験で、大人になっても新生ニューロンが生まれていることを突き止め、世界的に話題を集めました。

大人の脳で新生ニューロンが生まれることは、何を物語っているのでしょうか。

これは、換言するなら「脳は大人になっても成長している」ことを意味しているのです。

老化する一方で、着実に成長している。それが、わたしたちの脳なのです。樹齢何千年という縄文杉にも新芽が芽吹くように、わたしたち大人の脳にも、新生ニューロンという新芽がどんどん芽吹いているのです。

そしてもし、この新芽を上手に育てていく方法があるのなら、それはそのまま「脳のアンチエイジング」へとつながってくるでしょう。

しっかりとした記憶力と判断力。若々しい活力と好奇心。そして、長い人生をいつまでもエンジョイできる充実感。

アンチエイジングによって脳を鍛え、若い脳を保っていければ、それだけで今後の人生は輝かしいものになってくるはずです。

本書では、脳のアンチエイジングとその実践法について、なるべくわかりやすく説明しています。

「どうして物忘れが増えるのか？」

「どうして気力が低下するのか？」

「年をとっても脳は成長するのか？」

といった疑問についても、しっかりとその原因と対策を紹介しています。

本書によって、多くの方が脳のアンチエイジングを実践し、若々しい毎日を送ってくださることを願ってやみません。

（平成十七年八月）

目次

はじめに

いつまでも元気な脳でいたい人へ……3

1章　あなたの脳年齢

あなたの脳年齢を判定……16
脳年齢テスト……17

2章　脳のアンチエイジングとは？

「脳細胞は1日10万個死ぬ」はウソ!?……28
脳の老化は止められるか……31
大人の脳でも神経細胞が生まれている……34
脳を育ててアンチエイジングを……36
やる気がないのは脳の老化？……41

物忘れをする本当の理由……43
肌を見れば脳年齢がわかる……46

3章　脳の老化をコントロールする

記憶の司令塔「海馬」とは……52
海馬が記憶を「つくる」しくみ……55
新生ニューロンの驚くべき可能性……59
減少していく新生ニューロン……62
新生ニューロンは「刺激」で増える……65
新生ニューロンを増やす「θ波」……69
θ波を出すには？……72
脳に「目に見える目標」を教えよう……75
恋をすると脳まで若返る……78
「感動」が脳を刺激する……82

新生ニューロンの育て方……85

4章　年をとるほど頭がよくなる

脳は「熟成」する……90
子どもにトランプで負ける理由……92
年をとると「丸暗記力」が低下する……95
大人の脳の記憶力……97
記憶にいたる3つのプロセス……99
記憶力を高めるインプット術……101
速度が落ちて精度が向上する脳……104
熟成脳はチームワークで勝負する……106

5章　ストレスに負けない脳にする

脳に欠かせない「忘れる力」とは……110

新生ニューロンの大敵「ストレス」……112
抗ストレスの特効薬……115
悩みやストレスの正体は？……119
視床下部の鍛え方……122
人生の3分の1も眠る理由……124
脳は睡眠中に成長していく……128
ランチタイムに昼寝をしよう……129
隠れ肥満はストレスのせい？……131
ストレスにならない学習法……133
6章　「元気な脳」のつくり方
人の幸せとは何か……138
毎朝のウォーキングで脳を鍛える……140
老化の元凶「活性酸素」とは……142

抗酸化物質でサビない身体を……145
キーワードは「ベリー類」……149
魚を食べると頭がよくなる？……151
アミノ酸をとって脳力アップ！……153
脳との上手なつき合い方……155

おわりに
脳をペットのように育てていく……157

文庫版あとがき……161

解説　竹内薫……166

脳は若返る

―最先端脳科学レポート―

1章　あなたの脳年齢

あなたの脳年齢を判定

あなたは最近、物忘れが多くなったと感じているでしょうか。若いころは、どんな些細《ささい》なことでも苦もなく思い出せたのに、最近はなかなか思い出せない。何かをしようとして席を立ったのに、何の用事だったのか忘れてしまう……。

もし心当たりがあったら、注意してください。それは脳からの危険信号です。あなたの実際の年齢がいくつであろうが、脳の老化がかなり進行しているかもしれないのです。

脳が老化すると、いったいどんなことになるのでしょう。物忘れがひどくなるだけではありません。即座の判断ができなくなったり、前向きな意欲がわかなくなったり、柔軟な発想ができなくなったりします。これは自然の摂理で、年をとればとるほど脳も老化し、機能が低下していくのです。

しかし、脳の老化は食い止めることができます。脳を育て、鍛えることによって、加齢とともに脳が老化することを阻《はば》むことができるのです。

では、どうやって脳を育て、鍛えればいいのか――。

その前に、あなたの「脳年齢」が実際いくつなのか、「脳年齢テスト」でチェックしてみましょう。健康診断などで、しばしば「肉体年齢」という言葉が語られますが、これと同じように、わたしたちの脳にも「脳年齢」とでも呼ぶべきものがあるはずです。

脳は外部からのストレスに弱いデリケートな存在ですから、その人の生活習慣によって「脳年齢」に大きな違いが出てきます。栄養や運動など、さまざまな要因によっても脳年齢は左右されます。あなたの実際の年齢に関係なく、あなたの脳がいくつなのか、そしてまた、どういった傾向にあるのか、まずは確かめてください。

脳年齢テスト

脳年齢は、「記憶力」「抗ストレス力」「発想力」「集中力」「恋愛力」「やる気」とい

STEP 1 AからFの各項目の質問に「Yes」か「No」で答え、該当枠に○印を記入します。

			Yes	No
(A)	1	適切な言葉がとっさに出てこないことがある		
	2	明日のミーティングの相手と時間を即座に言える		
	3	今日の日付と曜日を即座に言える		
	4	親類や会社の同僚の名前をど忘れすることがある		
	5	鍵や財布、メガネの置き場所を思い出せないことがある		
	6	よく夢を見る		
	7	電気やストーブの消し忘れがある		
	8	薬を飲んだかどうかわからなくなることがある		
	9	寝るときはいつも熟睡している		
	10	会話の中に「えー」「そのー」などが多い		

			Yes	No
(B)	1	本番に強いタイプだ		
	2	周囲から頼られると嬉しい		
	3	イライラすることが多い		
	4	貧乏揺すりや舌打ちのクセがある		
	5	仕事中、周囲の音が気になる		
	6	物事に動じず、前向きなタイプだ		
	7	怒ると激高することがある		
	8	煙草を吸っている		
	9	胃腸薬が手放せない		
	10	人の考えを気にしてしまうほうだ		

			Yes	No
(C)	1	新しいことにチャレンジするのが好きだ		
	2	企画書をつくるのは得意だ		
	3	パソコンより手書きすることが多い		
	4	習い事が好きだ		
	5	外国語に興味がある		
	6	持論を変えることに躊躇しない		
	7	頑固だと言われる		
	8	好奇心が強いほうだと思う		
	9	他人の批判にすぐ反論してしまう		
	10	若い頃のようにアイデアがわかないと感じる		

			Yes	No
	1	時が流れるのを忘れ、没頭することがある		
	2	「時間厳守」がモットー		
	3	細かい作業が得意だ		
	4	話のポイントを聞き逃すことがたまにある		
(D)	5	テレビのCM中はチャンネルをよく変える		
	6	考えを迅速にまとめることが得意だ		
	7	挨拶したり返事をしたりするのを忘れることがある		
	8	小説の登場人物が途中でわからなくなることがある		
	9	カラオケのレパートリーが５年前と同じ		
	10	最近のテレビは面白くない		

			Yes	No
	1	現在、恋愛（片思い含む）をしている		
	2	好きな異性タレントが３人以上すぐに思い浮かぶ		
	3	職場に大勢の異性がいる		
	4	ペットが好きだ		
(E)	5	オシャレには気をつかっている		
	6	５年以上トキメキがない		
	7	どちらかというと自分はモテると思う		
	8	異性だからといってあまり気にしない		
	9	「恋愛する」ことは疲れる		
	10	最近セックスをしていない		

			Yes	No
	1	パソコンのソフトが使いこなせない		
	2	仕事や家族サービス以外の趣味がある		
	3	現在、大きな目標がある		
	4	会社以外に友達がいる		
(F)	5	若い人と一緒にいるのが好きだ		
	6	定期的にしているスポーツはない		
	7	料理するのが好きだ		
	8	条件さえよければ転職してもいい		
	9	つい先延ばしししてしまう		
	10	整理整頓が苦手		

STEP 2 前のページで○印を記入したとおりに、下の表にも同じように○を写してください。○をした欄に☆があれば、その数を数えます。

C

	Yes	No
1	☆	
2	☆	
3	☆	
4	☆	
5	☆	
6	☆	
7		☆
8	☆	
9		☆
10		☆
☆の数		

⇩

発想力

B

	Yes	No
1	☆	
2	☆	
3		☆
4		☆
5		☆
6	☆	
7		☆
8		☆
9		☆
10		☆
☆の数		

⇩

抗ストレス力

A

	Yes	No
1		☆
2	☆	
3	☆	
4		☆
5		☆
6	☆	
7		☆
8		☆
9	☆	
10		☆
☆の数		

⇩

記憶力

F

	Yes	No
1		☆
2	☆	
3	☆	
4	☆	
5	☆	
6		☆
7	☆	
8	☆	
9		☆
10		☆
☆の数		

⇩

やる気

E

	Yes	No
1	☆	
2	☆	
3	☆	
4	☆	
5	☆	
6		☆
7	☆	
8		☆
9		☆
10		☆
☆の数		

⇩

恋愛力

D

	Yes	No
1	☆	
2	☆	
3	☆	
4		☆
5		☆
6	☆	
7		☆
8		☆
9		☆
10		☆
☆の数		

⇩

集中力

STEP 3 あなたの脳年齢

下のグラフに☆の数と同じ目盛りに印をつけます。たとえば、「A」に☆が7つあったら、下のグラフの「記憶力」の目盛り「7」に印をつけます。同じようにしてF（やる気）まで印をつけ、それぞれを線でつなぎます。出来上がった六角形が、あなたの脳年齢を表すグラフです。大きく整った形の六角形であれば、あなたの脳年齢は若いといえます。

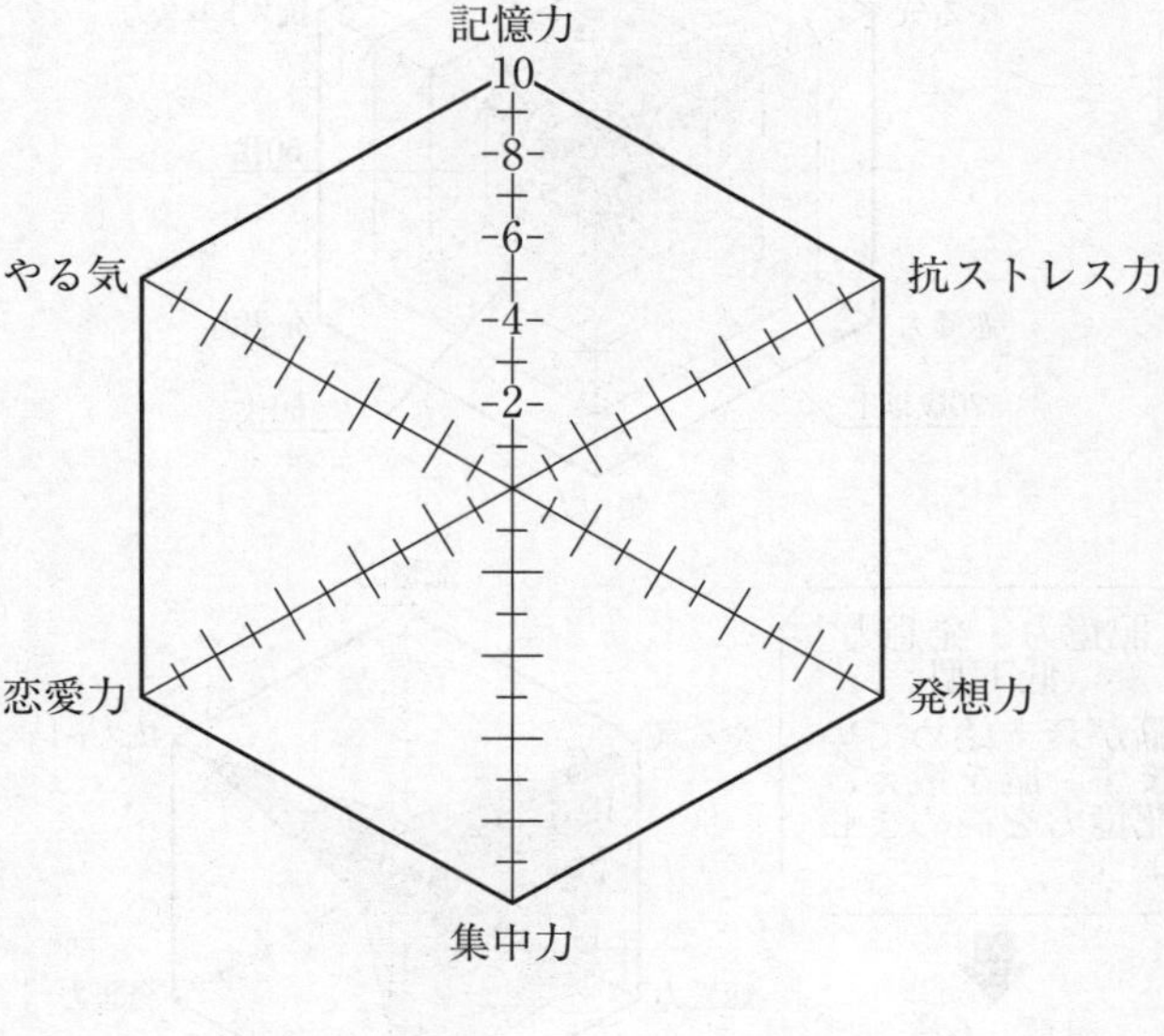

STEP4 グラフの見方

グラフは、目盛りによって下のような「脳年齢」に区分され、グラフの六角形が大きければ大きいほど、脳年齢が若いことを示し、小さければそれだけ脳が老化していることを示しています。各項目にバラつきも出るでしょう。代表的な3つのパターンを紹介します。

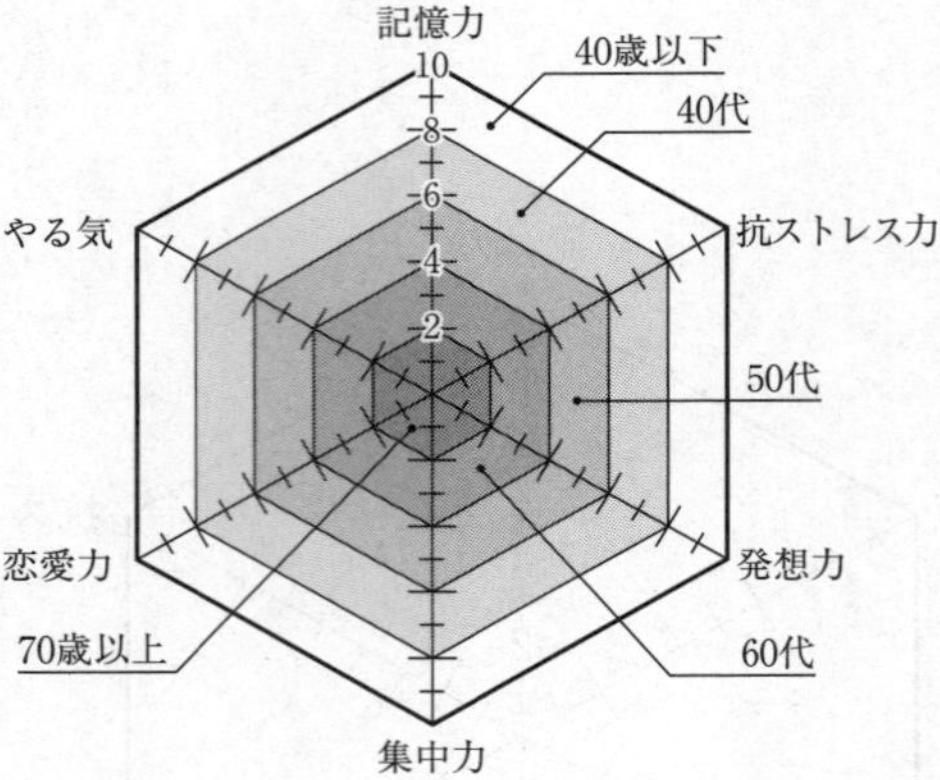

「記憶力・発想力」低下型

脳が衰え始めています。脳を鍛え、記憶力を高めましょう。

4章、6章

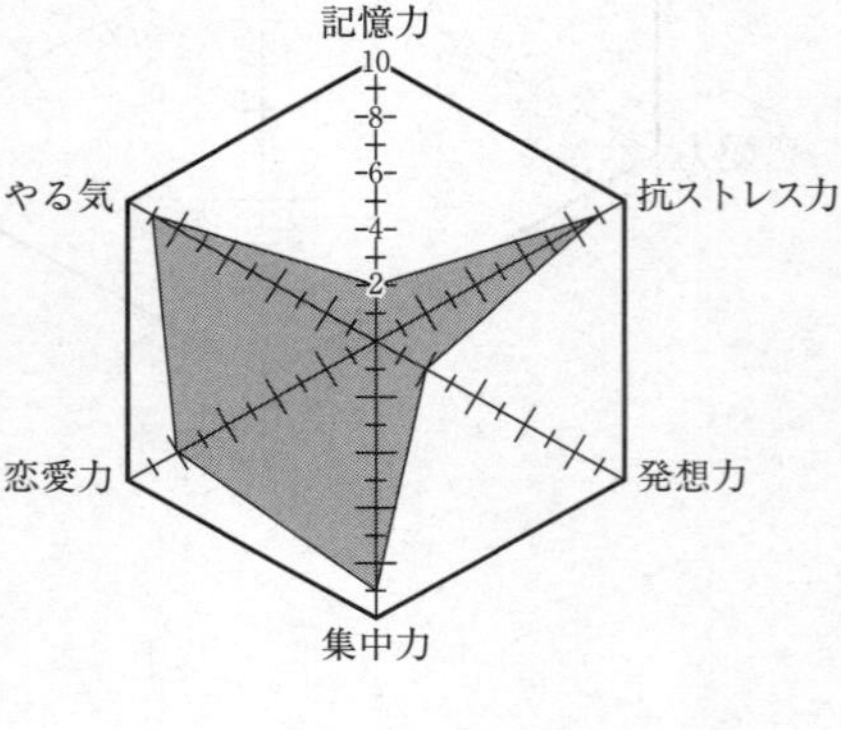

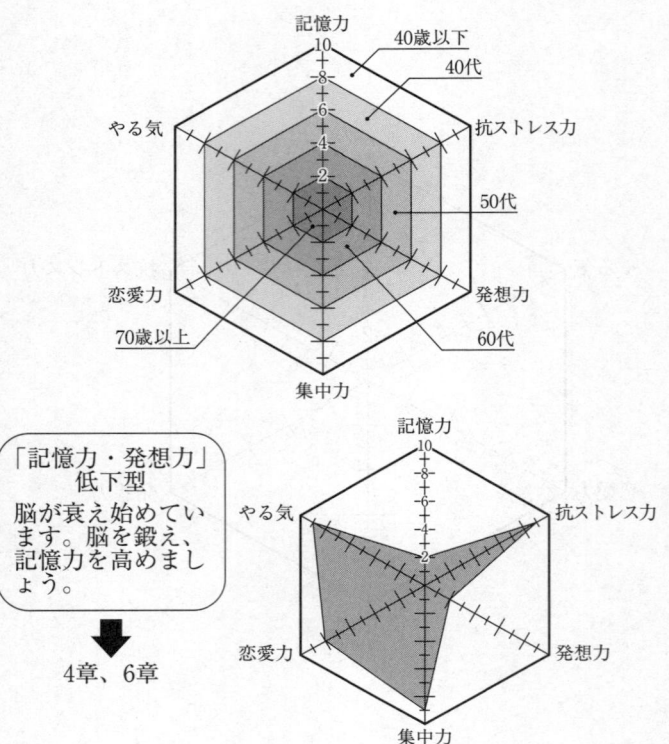

「恋愛力・抗ストレス力」
低下型

さまざまなストレスを抱え込んでいます。生活態度、習慣、考え方を見直しましょう。

3章、5章

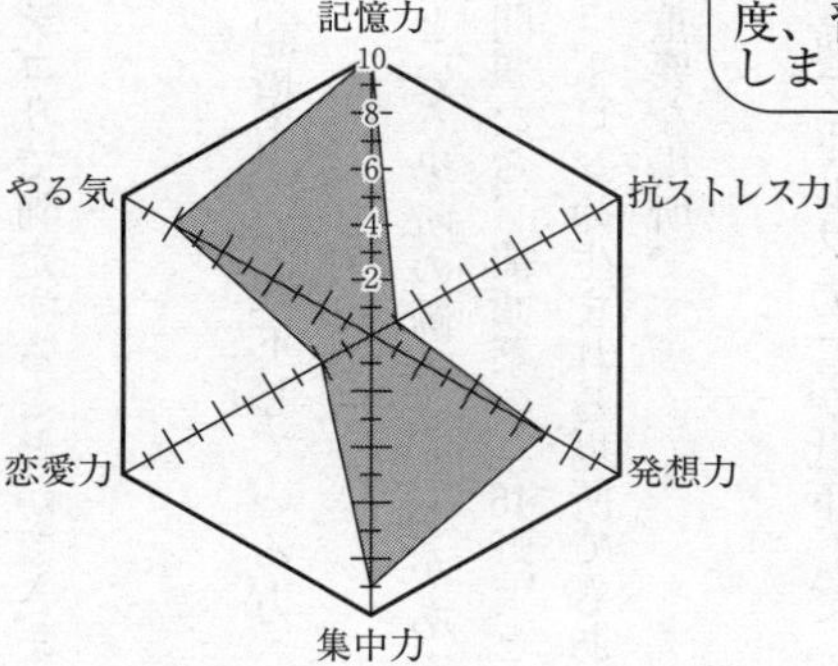

「やる気・集中力」
低下型

生体機能が弱り、脳のリズムが乱れています。学習欲や好奇心をもてるよう、刺激を増やす必要があります。

3章

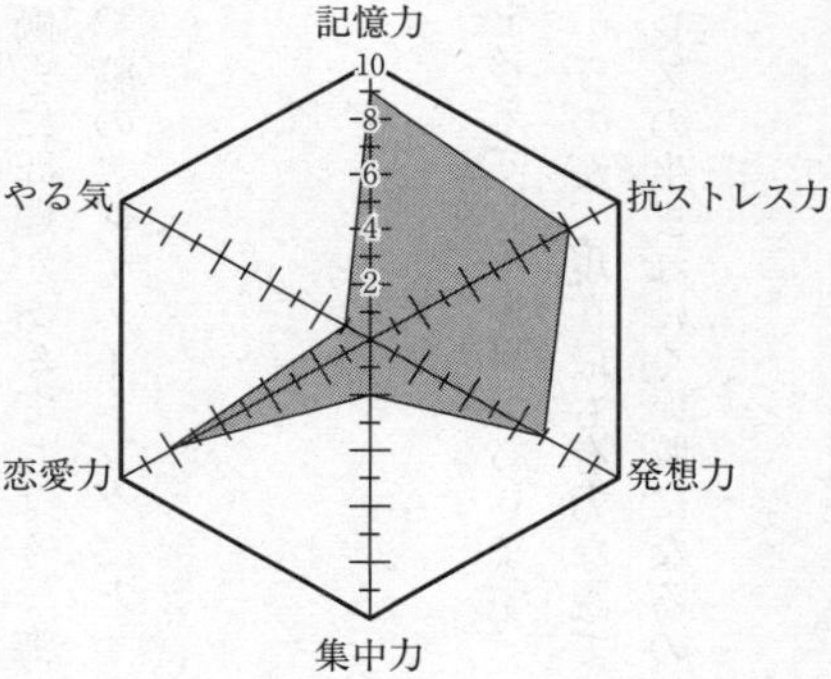

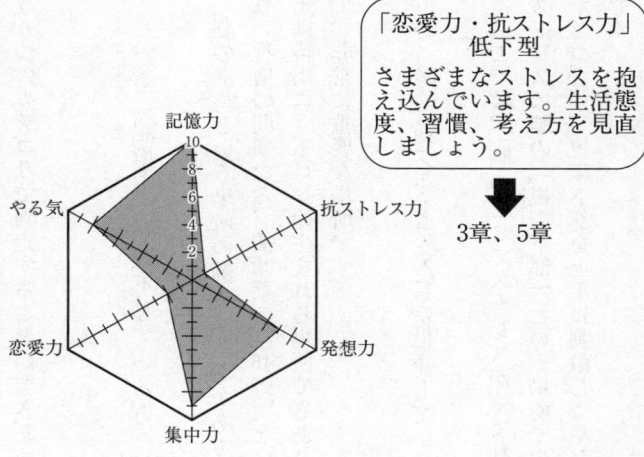

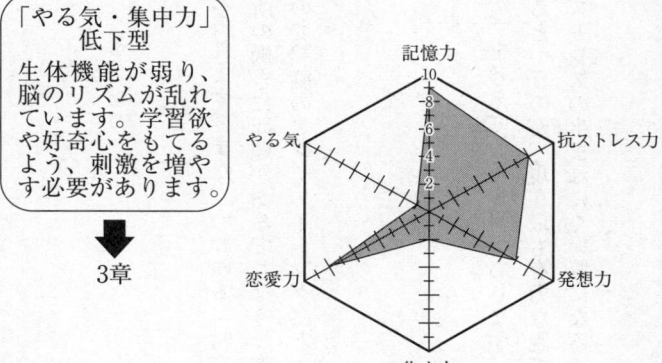

う6つのカテゴリで判定することができます。

◈「記憶力」が低下している方

脳の海馬《かいば》という場所の働きに問題があると考えられます。また、いわゆる「物忘れ」程度の問題なら、前頭葉の「46野」という場所の働きに問題があるでしょう。海馬は新生ニューロンの生まれる場所でもありますので、脳のアンチエイジングにとって、非常に重要な場所です。

◈「抗ストレス力」が低下している方

ここでは、「脳のどこでストレスが生まれるのか」を考えていく必要があります。ストレスは脳の「視床下部《ししょうかぶ》」という場所で生まれるというのが、現在最も有力な説です。つまり、視床下部を上手に刺激してやれば、ストレスの生まれにくい脳になるのです。

◎「発想力」が低下している方

脳の前頭連合野《ぜんとうれんごうや》という場所の働きに問題があると考えられます。ただし、前頭連合野は脳にとって「最も老化しにくい場所」でもありますので、ちょっとした習慣で若返ることができます。

◎「集中力」が低下している方

集中力については、脳の器質的な問題よりも、脳波の問題と考えるべきでしょう。特に「θ（シータ）波」という脳波の存在が重要になってきます。

◎「恋愛力」が低下している方

わたしたちは、恋愛することによって大量の性ホルモンを分泌《ぶんぴつ》させます。男性ホルモンのテストステロンは、闘争欲や出世欲、あるいは支配欲など、一般に「男性的」

とされる多くのエネルギッシュな欲求に関与しているのです。

◎「やる気」が低下している方

やる気には、男性ホルモンのテストステロンの他、ドーパミンやノルアドレナリンといった脳内ホルモンも大きく関与しています。これらの脳内ホルモンは脳幹《のうかん》から分泌されますので、この部分を刺激してやることが重要になります。

2章　脳のアンチエイジングとは？

「脳細胞は1日10万個死ぬ」はウソ!?

「人間の脳細胞は、毎日10万個ずつ死滅している」

脳や健康に関心のある方なら、一度は耳にしたことのあるフレーズではないでしょうか。

脳細胞は、毎日とてつもないスピードで死滅している。つまり、人間は不可逆的にただただ老化していく——これは、脳の重要性を知るわたしたち現代人に、とてつもなく大きな衝撃を与える言葉です。

わたし自身も例外ではありませんでした。かつて誰からともなく「1日10万個死滅説」を聞かされたとき、その具体的な数字のもつ迫力に、少なからぬショックを覚えたものです。

ところが、どうもおかしいのです。

実際に脳の研究に携わるようになって、世界のどんな研究書を読みあさっても、

「脳細胞は1日10万個ずつ死滅する」などとは書いてありません。むしろ、専門的で信頼性の高い文献資料になるほど、そのような具体的データは記載されていないのです。

もちろん、わたしは世界中の研究書すべてに目を通したわけではありません。しかし、「1日10万個死滅説」は、まず俗説だと考えて間違いないでしょう。

というのも、人間の脳細胞は、およそ１００億個から１０００億個あるといわれています。なぜこんなにバラつきがあるかといえば、単純に１００億や１０００億もの細胞を、ひとつずつ数えることなど不可能だからです。

このため脳科学者たちは、たとえば「1センチ四方の中にどれだけの脳細胞があるか」を数えていくことになります。こうすれば、脳全体の体積と照らし合わせることで、おおよその全体数が推定できるからです。しかし、脳細胞は場所によって集まっている密度が違います。つまり、この方法であっても、はっきりとした全体数を言い当てることはできないのです。

これと同じように、「1日10万個ずつ死滅する脳細胞」を数えることなど、事実上不可能ではないかと思われます。

脳の老化を説明するものとして、「脳細胞は1日10万個ずつ死滅する」というフレーズは、なかなかわかりやすい一般論ではあるでしょう。ですが、こうした俗説に振り回されてはいけません。

仮に、脳細胞が「本当に1日10万個ずつ死んでいる」のだとしましょう。その場合も、判断は微妙になります。

人生を100年として、毎日10万個ずつ死滅していっても、その数は36億個程度です。こう聞くと途方もない数に感じられますが、脳の神経細胞そのものが100億個から1000億個もあるのですから、全体の3～30%という計算になります。もし全体の3%程度が死滅するだけなら、誤差の範囲とはいわないまでも、そんなに大騒ぎする必要はないでしょう。

実際、赤ちゃんのころは脳細胞がかなり余っていて、まず「使われていない脳細胞」から死滅し、徐々に精密な神経細胞（ニューロン）のネットワークが整備されていくことが知られています。

とはいえ、わたしたちは「物忘れ」や「やる気の減退」、「素早い判断力や柔軟な思考力の低下」などで、日常的に脳の老化を感じます。脳細胞が死んでいくというのも、その数やペースについては不明な点があるにせよ、事実なのです。

さらに、性ホルモンやドーパミンなどの脳内物質のように、目に見えて減っていくものがあるのもたしかです。年齢を重ねることで、脳に何らかの「変化」は起きています。

脳細胞の数が減る、という単純な図式だけではなく、もっと別の側面から考えていく必要があるでしょう。

もし、みなさんが何らかの脳の老化を感じられているとしたら、それは脳からのサインなのだと考えましょう。早い段階でサインに気づき、適切な対応をとっていけば、脳の老化は食い止めることができるはずです。

脳の老化は止められるか

脳の老化とその防止を考えていくには、まずは「脳の老化とは何か？」を知ることが先決です。

そもそも、わたしたちがよく口にする「老化」とは、具体的にどういう状態のことを指すのでしょうか。

生化学の世界では、「加齢にともなって、筋力や神経伝導速度、そして病気に対する抵抗力など、生体機能が低下すること」を「老化」と呼んでいます。

そして一般に、これら生体機能の低下は、生殖年齢に達したあとに始まるとされています。昆虫のような無脊椎《むせきつい》動物では、生殖が終わるとほどなく死んでしまう例も少なくありませんが、人間でいうなら、30歳くらいから生体機能の低下、つまり「生化学的な意味での老化」が始まるということになるでしょう。実際、プロスポーツの世界を見ていると、30歳くらいを境にベテランという扱いになっていくようです。

ただし、ここで大切なのは、「加齢と老化は、まったくの別物である」という視点です。もっと簡単な言葉にするなら、「年をとる」ことと「老いる」ことは、必ずしもイコールで結ばれるものではないということです。

わたしたちは、加齢そのものを止めることはできません。加齢を止めるとは、時の流れを止めることに他ならないからです。赤ちゃんや子どもを含めて、すべての人々は毎年確実に「年をとって」いきます。

しかし、年をとったからといって、それが必ず「老化＝生体機能の低下」と直結するわけではないのです。年をとってからも健康を維持して、十分な生体機能をキープされている方は大勢います。

「老化＝生体機能の低下」の防止とは、高齢者だけでなく、あらゆる世代の方々が積極的に取り組んでいく必要があるのです。

さて、次に問題になってくるのが、「老化の原因は何なのか」というポイントです。もし老化の原因が特定できたなら、それを食い止める方法を考えればいいことになります。原因がはっきりしないうちは、いくら老化を避けようにも手がつけられません。

しかし、現在のところ「これだ！」と、老化のすべてを説明できるような原因は特定できていません。むしろ、老化にはさまざまなファクターが絡《から》んでいるはずで、ひとつの原因に絞ることはできないと思われます。

脳についても同じことがいえます。

たとえば、どうして老化によって脳の神経細胞が死滅するのか、まだはっきりとした原因はわかっていません。有力な説のひとつとしては、老化による血管の損傷があります。動脈硬化などによって、神経細胞に十分な酸素や栄養が運ばれにくくなり、やがて死滅してしまうのだ、というものです。

また、細胞の中にあるミトコンドリアがうまく働かなくなり、活性酸素を大量に産生してしまう、という説も有力視されています。おそらくは、このあたりの要因が複合的に働いて、神経細胞は死んでいくのでしょう。

大人の脳でも神経細胞が生まれている

先に紹介した、脳の神経細胞が1日10万個ずつ死滅している、という俗説が恐ろしい呪文《じゅもん》のように広まっていったのには、ある理由があります。

多細胞生物である人間の細胞は、分裂細胞（体細胞）と分裂終了細胞（神経細胞や心筋細胞）に分けられます。

分裂細胞とは、その名のとおりどんどん分裂し、増殖していく細胞のことです。たとえば、皮膚の上皮細胞などは、約1カ月周期で新陳代謝を繰り返す代表的な分裂細胞として知られています。

これに対して、神経細胞や心筋細胞などの分裂終了細胞は、成長期の初期に増殖したあとは、原則として分裂しません。肝臓の肝細胞は、組織が切り取られると分裂を始め、元の大きさに戻っていきます。ですが、これはあくまでも特殊なケースであって、普段から増殖しているわけではないのです。

こうした背景もあり、脳科学の世界では長いあいだ「脳の神経細胞は、大人になってからは減る一方で、決して再生することはない」と考えられてきました。

しかし、大人になった脳でも、新しい神経細胞が生まれていることが発見されました。1998年、スウェーデンのピーター・エリクソン博士らの研究グループは、人間の大人の脳でも、新しい神経細胞が生まれていることを突き止めたのです。これは、それまでの脳科学の常識をひっくり返すような大発見でした。

わたしたちの研究室でも、2001年にサルを使った実験で、やはり大人になっても新しい神経細胞が生まれていることを突き止め、世界的な話題を集めました。もはや、大人の脳でも神経細胞が生まれているということは、脳科学界の新しい常識となっています。

脳の神経細胞は、決して減る一方ではありません。たとえわずかな数であるにせよ、確実に増加もしているのです。この、新しく生まれる神経細胞は、一般に「新生ニューロン」と呼ばれています。

脳を育ててアンチエイジングを

では、新生ニューロンは脳のどこで生まれているのでしょうか。

それこそが、本書でも詳しく説明していく「海馬《かいば》」という場所です。

海馬とは、記憶に深く関わる部位で、脳の奥のほう、耳の奥のあたりに左右一対で存在しています。直径1センチ、長さが5センチくらい、ちょうど人間の小指程度の大きさです。

左右の海馬の姿を上方から見ると、ギリシャ神話に登場するポセイドンがまたがる海馬の前肢《まえあし》の形に似ており、そのことからHippocampus（海馬）と名づけられました。Hippocampusを学名とするタツノオトシゴの形に由来すると考えられがちですが、タツノオトシゴも同様に神話の海馬から命名されたといわれています。

さて、記憶に直結する海馬で新生ニューロンが誕生しているという事実は、わたしたちを強く勇気づけてくれます。

たとえば、わたしたちは、物忘れや学習能力の低下を感じたとき、「年をとった

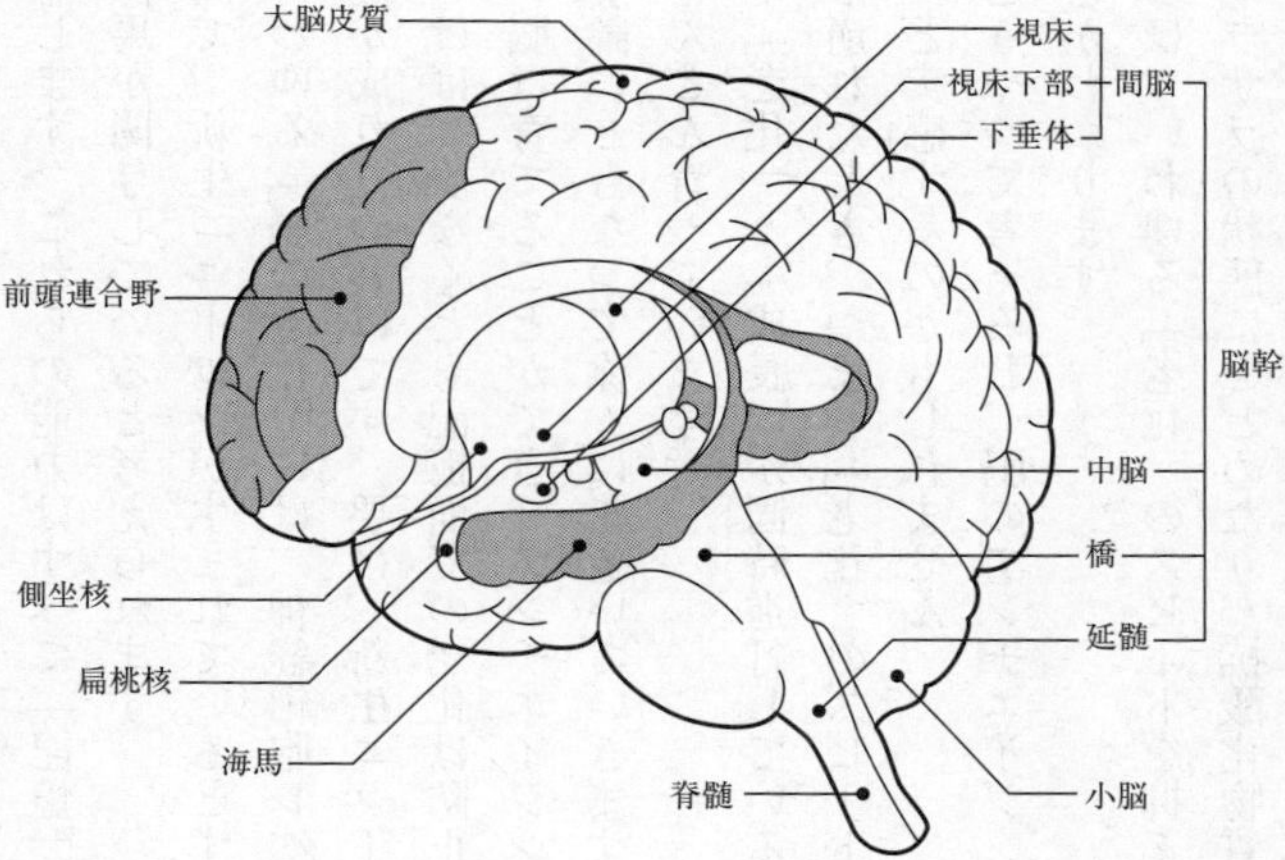
大脳皮質
視床
視床下部
下垂体
間脳
前頭連合野
脳幹
中脳
橋
延髄
側坐核
扁桃核
海馬
脊髄
小脳

脳の基本構造

な」と実感します。これらの能力はすべて「記憶」に関わるものですから、当然何らかの形で海馬が関与していると考えられます。

その海馬で、新生ニューロンが生まれているとすれば、どうなるでしょう。

そう、いわゆる「脳の老化」には、神経細胞レベルでの歯止めがかけられるはずだ、という推論が成り立つわけです。要は、新生ニューロンを生まれやすくして、どんどん育てていけば、少なくとも記憶面での老化は防止できるに違いありません。

つまり、脳は育てることができ、アンチエイジングすることができるのです。

脳は、加齢にともなって徐々に年老いていきます。その一方で、海馬では新しい神経細胞がどんどん育っています。

こうして「老化」と「成長」が同時進行しているのが、わたしたちの脳です。このバランスが崩れたとき、つまり「老化」のスピードが増したとき、わたしたちは「年をとった」と実感するのかもしれません。

また、こうやって考えると、脳のアンチエイジングには、大きく2つのアプローチがあることがわかります。

①ひとつは、いわゆる「老化」のスピードを抑えること。

血液をサラサラの状態にとどめたり、抗酸化物質を摂取して活性酸素の働きを抑えたりすることです。

②もうひとつは、純粋に脳の「成長」を促していくことです。海馬の新生ニューロンが生まれやすいようにして、生まれた新生ニューロンを大切に育てていく。この方法についても、最近の研究で多くのことがわかってきました。

本書では、「老化の防止」と「成長の促進」という2つのアプローチについて、詳しく説明していきたいと思います。

「老化の防止」については多角的な視点が必要になります。脳を部位ごとに分ける、という考え方です。

たとえば、人間は加齢によって性ホルモンや成長ホルモンの分泌量《ぶんぴつりょう》が低下してくることがわかっています。これらのホルモンを産生・分泌するのは、脳の「視床下部《ししょうかぶ》」という部位です。つまり、どうにかして視床下部を鍛えることができれば、性ホルモンや成長ホルモンの分泌量も増加するに違いありません。

このように、脳を部位ごとに分けて、各パーツのアンチエイジングを考えていくのです。

現在のところ、人間で新生ニューロンの誕生が確認されているのは、脳の海馬だけになります。もしかすると、脳の他の場所でも、同じように新生ニューロンが生まれているかもしれませんが、それはまだ推測にすぎません。

しかし、海馬は単独で働いているわけではありません。視床下部や大脳皮《だいのうひ》質《しつ》など、脳のあらゆる場所と連携しながら働いているわけです。

ということは、海馬にとって「いいこと」は、視床下部や大脳皮質にとっても「いいこと」であるはずですし、脳全体にとっても「いいこと」であるはずです。脳の特定の部位を鍛えることは、結局のところ、脳全体を鍛えることにつながってきます。

わたしは、脳の海馬を中心に日々の研究を進めていますが、「自分は特定の部位を研究しているんだ」という意識はありません。ちょっと大げさな言葉に聞こえるかもしれませんが、「海馬が変われば脳が変わる」という気持ちをもって、研究に励んでいるのです。

実際、海馬は視床下部や大脳皮質など、あらゆるところと太い神経繊維によってつながっていることもあり、それほど間違った話ではないだろうと思っています。

やる気がないのは脳の老化？

脳の老化を実感する機会のひとつに、「やる気が出ない」というものがあるかもしれません。

若いころは、何をするにも好奇心が旺盛《おうせい》で、たくさんの本を読んで、たくさんの映画を観《み》て、友達や恋人とも昼夜を忘れて遊ぶことができた。なのに最近は、休日になっても、なかなか外に出る気になれない。家でゴロゴロしているうちに夕暮れがやってきて、週末が終わってしまう。そんなとき、わたしたちはふと「年をとったなあ」と感じてしまいます。

やる気や行動力の低下は、どうして起こるのでしょうか。

じつは、脳の中には「やる気の脳」と呼ばれる場所があります。脳の中心近く、ちょうどおでこと耳の間くらいにある、「側坐核《そくざかく》」という直径2ミリ程度の小さな部位です。

ここがドーパミンやノルアドレナリンなどの脳内物質によって刺激されると、やる気が起きるとされています。側坐核は、前頭連合野《ぜんとうれんごうや》や海馬、視床下部、それから感情を左右する扁桃核《へんとうかく》などと緊密に結びついていて、側坐核が活性化することで、これらの部位に「もっと動こう!」という「やる気」指令が送られるのです。

つまり、「やる気」が起きにくいというのは、側坐核からの指令がうまく届いていない、ということです。もっと根本的な原因を探っていくなら、側坐核を刺激するドーパミンやノルアドレナリンの分泌量に問題があることになります。

さて、当然のことですが「やる気」は心の問題です。そして、心の問題について、こうして脳機能や脳内物質で説明されることに、なんとなく違和感を覚える方もいるかもしれません。たしかに、心のすべてが脳で語られてしまうのは、どこか味気ないものです。

しかし、こうして脳の働きという側面から考えていけば、心の問題について新しい解決策が見えてくることも事実です。

たとえば、「やる気」の原因が、ドーパミンやノルアドレナリンの分泌量にあるとするなら、これらの脳内物質をうまく分泌させてやればいいことになります。このため、ドーパミンやノルアドレナリンが「どこで」「どのように」分泌されているのかを知ることが、ポイントになるでしょう。

先に結論からいってしまうと、ドーパミンやノルアドレナリンは、脳の「脳幹《のうかん》」という部位で分泌されています。脳幹とは、間脳《かんのう》、中脳《ちゅうのう》、橋《きょう》、延髄《えんずい》を総合した名称で、俗に「生命の座」とも呼ばれる、生命の維持にとって大変重要な場所です。ここの働きが鈍ることで、ドーパミンやノルアドレナリンの分泌量が低下し、結果的に側坐核への刺激も少なくなって「やる気」が起きにくくなるのです。決して「脳そのものが老《ふ》けた」わけではありません。

ドーパミンなどの分泌量を増やす方法については、これからゆっくり説明していくことにしましょう。ここではまず、「やる気」のような漠然とした心の問題も、脳科学によって改善可能なのだ、ということを理解しておいてください。

物忘れをする本当の理由

体力的な問題を別にすれば、「物忘れ」ほど年をとったことを実感するものはないでしょう。

思い出すのに時間がかかる。のど元まできているのに、なかなか単語が出てこない。

どこかで会ったはずなのに、名前を思い出せない。

早い人では30代の前半、普通でも30代の後半くらいから、物忘れを実感する機会は増えてくると思います。海馬を研究するわたし自身にしても、仕事用の大切な資料をどこに置いたのか忘れてしまったり、名刺交換した人の名前を忘れてしまったりと、そのたびに反省させられます。

記憶のしくみや記憶力の向上については、このあと詳しく説明していきますが、ここでは、「物忘れ」に関する大前提について触れておきます。

それは、「物忘れとは、決して『思い出せない』ことを指すのではない」ということです。

年をとったから「思い出せない」のではありません。多くの場合、そもそもが「しっかり覚えようとしていない」のです。

若いときには、何事も新鮮で、あらゆることに好奇心をもって吸収しようとします。そのため、記憶の入り口となる海馬に入ってくる刺激も多いわけです。

たとえば、初恋の相手との最初のデートについては、待ち合わせした場所から一緒に観た映画のタイトル、あるいは当日の天気や相手のスカートの柄まで、鮮烈な記憶として心に残っているでしょう。

しかし、5回目のデートについてはどうでしょう？　まともな記憶をほとんど持ち合わせていない、というのが正直なところではないでしょうか。

ある程度の年齢や経験を重ねると、良くも悪くも「一を聞いて十を知る」状態になっていきます。仕事に対しても新鮮味がなくなって、積極的に「もっと知ろう」「もっと覚えよう」という意欲が薄れてしまうのです。

なぜなら、わざわざ新しいことを覚えずとも、脳に蓄積された過去のケーススタディを元に、ある程度は対処することができるからです。たとえば、相手の話を最後まで聞かずとも、「ああ、つまりこういうことだな」と反応することができます。こうなると、物事の処理はスムーズに進むかもしれませんが、海馬に入ってくる刺激は少なくなってしまいます。

蓄積されたケーススタディは、大人の脳にとって大きな利点でもありますが、同時に欠点にもつながりかねません。記憶とは、なによりも先に、しっかりインプットすることが大切なのです。あいまいなインプットでは、覚えることも、思い出すこともできません。

さて、こうして考えると、いわゆる「物忘れ」が、たんに神経細胞や海馬の器質的な変化によるものではないことが理解できるでしょう。

脳の記憶力が変化していくのではなく、年齢や経験によって、脳が置かれる「環境」が変わってしまったことが、大きく影響しているのです。あるいはこれを、わたしたちの「意識」の問題だといっても差し支《つか》えないかもしれません。

もし、これから「物忘れ」を実感する機会が増えてきたら、少しだけ自分の意識を見つめ直してください。自分がしっかりと覚えようとしているか、考えてみてください。

これは、サプリメントを飲んで解消されるような問題ではありません。何事に対しても好奇心を失わず、常に新しい情報を吸収しようという前向きな意識のもち方が、求められるのです。

肌を見れば脳年齢がわかる

テレビや雑誌の取材などで、次のような質問を受けることがあります。

「脳の老化とは、何歳くらいから始まるのですか？」

これは、意外と簡単な判断材料があるのではないかと思われます。

脳は、そして脳の神経細胞は、決して単体で活動しているわけではありません。わたしたちの身体《からだ》は、約60兆もの細胞からなる集合体なのです。

そして、すべての細胞が統一のとれた増殖や代謝をしなければ、生体機能は維持できません。

このとき、一部の細胞が暴走して無制限に増殖してしまうのが「ガン」です。ガン細胞の増殖を抑えるには、ガン細胞そのものを切除する、あるいはレーザーなどで殺してしまうしかありません。これは、細胞が単体で活動することの恐ろしさを示す、なによりの実例です。

つまり、わたしたちが「老化」していくときには、約60兆の細胞全体が、ある一定のスピードで老いていくのだと考えることができます。つまり、肌の上皮細胞も脳の神経細胞も、同じくらいの時期に「曲がり角」を迎える——そう考えることができるわけです。

ですからわたしは、一般に「お肌の曲がり角」と呼ばれる30歳くらいが、「細胞の曲がり角」なのだと説明することにしています。なにも神経細胞だのシナプスだの、脳科学の専門用語を持ち出す必要はないのです。

もうひとつ、男性が実感しやすいのは「性欲」かもしれません。生殖能力と老化は、密接な関係があります。

たとえば、性欲に深く関わる男性ホルモンのテストステロン。これは、たんに性欲をかき立てたり、精子をつくる能力を高めたりするだけのホルモンではありません。闘争欲や出世欲、あるいは支配欲など、一般に「男性的」とされる多くの欲求に関与しているのです。

しかし、テストステロンはおよそ20代をピークに分泌量《ぶんぴつりょう》が低下していきます。男性にとって、最も血気盛んで「男性的」な時期は10代後半から20代で、その後は徐々に落ち着いてくるのです。

これがなだらかに推移していけば大きな問題はないのですが、ときおり、40代から60代にかけて、急激な低下をみせるケースがあります。そうなると、急に気力が減退してしまい、うつにも似た症状の男性版「更年期障害」となってしまいます。

こうした話をすると、「意外と早くから老け込んでいくんだなあ」と思うかもしれません。たしかに、そうした面は否定できません。

ただ、よく考えてください。わたしたちは、適度な運動や十分な栄養の補給など、肉体的なアンチエイジングについては多くのことを知っています。身体の老化がコントロール可能だということは、誰もが認めるところです。

それと同じように、脳のアンチエイジングだって、いくらでもコントロール可能なのです。肌の若さがお手入れ次第でキープできるように、脳の若さをキープすることもできるのです。

逆にいうなら、お手入れを怠った肌がボロボロになってしまうように、わたしたちの脳もしっかりと「お手入れ」してあげなければ、みるみる衰えていってしまうでしょう。

脳のアンチエイジングとは、まさしく「脳のお手入れ習慣」のことなのです。

3章　脳の老化をコントロールする

記憶の司令塔「海馬《かいば》」とは

「海馬って何ですか?」

　このところ、わたしが自分の専門についてお話ししても、このような反応は少なくなってきました。みなさん、脳に海馬というものがあること、そしてその役割について、ある程度の知識をもっている人が多くなってきたようです。

　ただし、海馬にはいくつかの誤解がつきまとっていることも事実です。

　おそらく、一般の方々は海馬のことを「脳内で記憶を担当する場所」と考えられているでしょう。それはそれで間違いないことですが、ここから海馬のことを「記憶の貯蔵庫」と考えるのは、正しくありません。

　たとえば、わたしたちの初恋の記憶や、かけ算の九九、あるいは自分の名前などの記憶は、海馬に貯蔵されているのではありません。これらの古い記憶は、すべて大脳皮質に蓄えられています。海馬とは、あくまでも「記憶の入り口」であり「司令塔

（コントロールタワー）」であって、決して貯蔵庫ではないのです。

もちろん、だからといって海馬の重要性に変わりはありません。そもそも「入り口」がふさがれてしまっては、記憶すべき情報は入ってこられないのです。海馬がなければ、わたしたちは何も記憶することができない、といえます。

海馬と記憶の関係については、有名な報告があります。1957年、米国の脳外科医スコヴィルと精神科医ミルナーによる、難治性てんかんを患《わずら》った男性患者HM氏の報告です。

この患者のてんかんは、薬が効かないほど重篤《じゅうとく》な症状だったため、1953年にてんかんの発生源だった両側の海馬とその周辺を、かなり広範に取り除く手術が行われました。

手術は無事に成功し、HM氏のてんかんの症状は改善されたのですが、今度はさらに大きな問題が出ました。彼は、病院のスタッフの名前、どうして自分が病院にいるのか、などを思い出せなくなったのです。さらに、彼は毎日会っている医師の名前や、その日の出来事など、新しい出来事を覚えることもできなくなりました。

人と会話を交わすことや、食事をすることはできます。人格が変わったわけでもありませんし、知能テストでも高い成績を収めています。にもかかわらず、何をやってもすぐに忘れてしまうし、手術前のことも思い出せないのです。まさに、記憶だけが失われてしまった状態でした。

詳しく調べてみると、彼は高校生くらいまでの記憶はしっかりと覚えていることがわかりました。たとえば、歴代米国大統領の名前などは覚えています。しかし、手術までの比較的新しい記憶がすっぽりと抜け落ち、手術後に経験したことも、何ひとつ覚えることができなくなっていたのです。

ここから、脳の海馬が記憶に深く関与している可能性が指摘され、さまざまな研究が進められてきました。現在では、海馬と記憶の関係について、多くのことがわかってきています。

海馬を失ったＨＭ氏が、高校時代以前のことはしっかり覚えていたという事実は、多くのことを物語ってくれます。

たとえば、もしも海馬が「記憶の貯蔵庫」であるなら、海馬を失った彼は、歴代大統領の名前はおろか、自分の名前、あるいは言葉そのものさえ忘れてしまうでしょう。しかし、彼が失った記憶は、比較的新しいものだけです。そして、なによりも「新しく記憶する力」を失ってしまいました。

手術後、数十年が経過したＨＭ氏は、鏡を見ても「どうして自分が白髪なのか？」

と不思議に思っていたそうです。記憶を蓄積することができないので、数十年という時間が経過したことさえ、うまく理解できないのです。また、同じ漫画を読んで、そのたびに大笑いしていたという話も残っています。なかなかイメージの難しいことかもしれませんが、「記憶できない」とは、すなわちそういうことです。

ちなみに、彼が手術前10年ほどの記憶を失ったのは、海馬と一緒にその周辺の側頭葉を切除したからではないかと考えられています。

では、もし海馬の活動が鈍くなったら、どうなるでしょう。

これは決して「記憶の貯蔵庫が破損される」というレベルの問題ではありません。貯蔵庫の扉を開ける係員もいなければ、入ってきた情報を仕分けする係員もいなくなる、ということなのです。

海馬とは、一般に考えられているよりも、ずっと大切な部位だと考えてください。

海馬が記憶を「つくる」しくみ

それでは、海馬はどのようなかたちで記憶に関わっているのでしょう。

少しだけ難しい話になってしまいますが、脳のアンチエイジングを考える場合、これは大切な知識になります。

まず、大脳皮質でキャッチされた情報は、側頭葉の嗅内野《きゅうないや》というところに入ります。ここでは簡単に、側頭葉に入るのだと考えることにしましょう。

続いて、情報は海馬の「歯状回《しじょうかい》」という場所に運ばれます。ここは、海馬にとって唯一《ゆいいつ》の情報の入り口です。

そして歯状回に入った情報は、海馬の「CA３野」と「CA１野」、さらに海馬の外側にある「海馬台《かいばだい》」という場所を経由して、ふたたび側頭葉に戻されます。

簡単にまとめると、側頭葉からの情報は「側頭葉→歯状回→CA３野→CA１野→側頭葉」と、ぐるっと海馬の神経回路をループするかたちで側頭葉に戻され、記憶されていくわけです。

しかし、ただ側頭葉から海馬をループしただけで、どうして記憶されることになるのでしょうか。

じつは、海馬には「変電所」のような働きがあります。入ってきた情報を、必要に応じて増幅させたり、小さくしたりすることができるのです。

たとえば、海馬のある神経細胞に入ってきた情報が、１だったとします。その情報

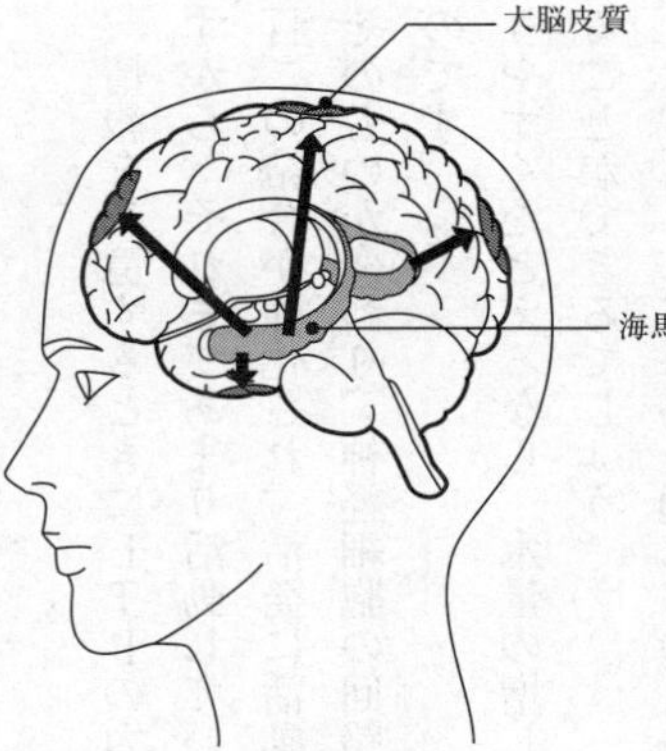

海馬の断面図

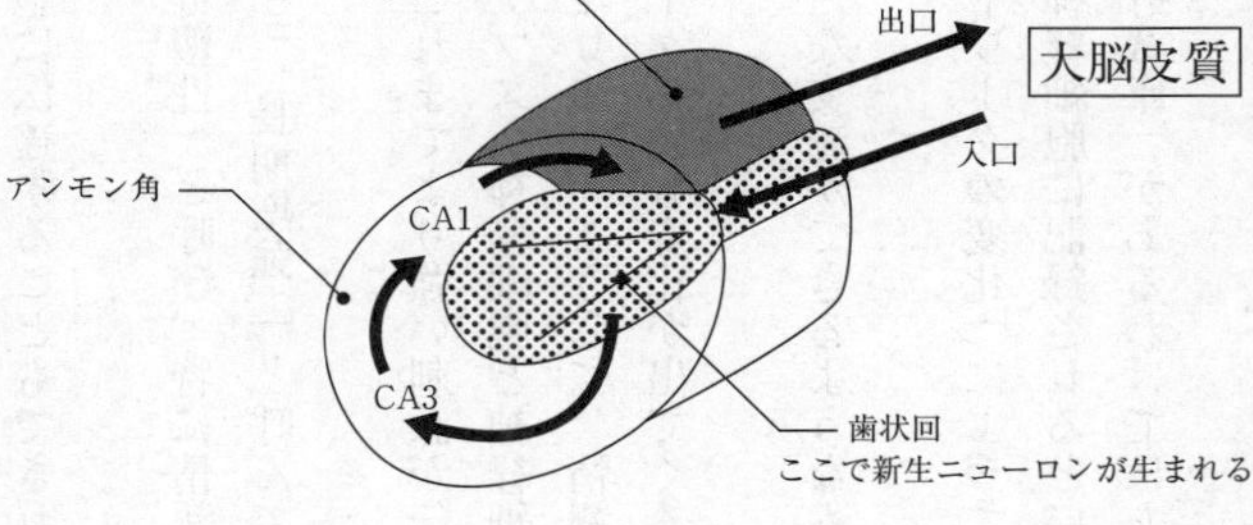

海馬の断面図と記憶（情報）の流れ

の価値や質によって、これを3に増幅して次の神経細胞に伝達することもできれば、0・5にして伝達することもできる、ということです。

この変電所のような柔軟性のことを、専門的には「可塑性《かそせい》」と呼び、特に情報を増幅する働きのことを「LTP（Long-Term Potentiation：長期増強）」と呼んでいます。

さて、情報を記憶するときにLTPの力が働くと、これまでより強い刺激が伝わるわけですから、それまであまり活動していなかったシナプス（神経細胞と神経細胞のつなぎ目）の結合が強化され、活発に活動することになります。こうして、情報伝達の流れそのものが変わり、神経細胞の回路（ネットワーク）にも変化が出てくることになるのです。

わかりやすくたとえるなら、水量の増した川に、新たな支流ができるようなものだ、と考えることができるでしょう。

記憶とは、こうして海馬を通じてつくられる「ネットワークの変化」によって、形成されていくと考えられています。決して、ひとつの神経細胞に記録されるというものではありませんし、コンピュータのように特定の「貯蔵庫」があるわけではありません。

そうすると、海馬にとって大切なのは、この「変電所」としての能力、可塑性ということになります。もしも海馬の可塑性が低ければ、それはそのまま記憶力の低下につながってしまうからです。

では、どうすれば海馬の変電所をパワーアップできるのでしょうか。

新生ニューロンの驚くべき可能性

人間の新生ニューロンは「海馬の入り口」である歯状回でのみ、誕生することが確認されています。

歯状回は、入り口としての役割はもちろん、先ほどの「変電所」としての役割も担《にな》っている、非常に大切な場所です。ここで新生ニューロンが生まれていることを、わたしたちはどのように理解すればよいのでしょうか。

じつは、新生ニューロン最大の特徴はここにあります。

新生ニューロンは、古い神経細胞に比べて、ずっと高い可塑性をもっているのです。つまり、記憶をつくるための能力を豊富にもっているのです。

ということは、新生ニューロンが増えるほど、わたしたちの記憶力は向上することになります。新生ニューロンの存在が画期的なのは、たんに「神経細胞の数が増えている」からではありません。新生ニューロンが増えることで、記憶力そのものが高まっていくことを予見しているのです。

さて、ちょっと難しい話が続いてしまいました。ここで簡単に整理しておくことにしましょう。これまでお話ししてきたことを、箇条書きにしてまとめてみたいと思います。

まず、海馬に関する前提の部分です。

・海馬は、記憶の貯蔵庫ではなく、記憶のコントロールタワーである
・情報の信号は、海馬を経由することで記憶される
・海馬がなければ、記憶することができない

これはＨＭ氏の例を思い出していただければ、しっかりと納得することができるでしょう。

続いて、記憶のしくみについての部分です。

・海馬の神経細胞には、情報を増幅させる、変電所のような働きがある
・この変電所のような働きのことを「可塑性《かそせい》」と呼ぶ
・特に、情報がプラスに増幅される働きのことを「ＬＴＰ」と呼ぶ
・ＬＴＰによって情報が増幅されると、神経細胞の回路が変更される
・こうした「ネットワークの変化」が、「記憶すること」の正体である

おそらく、最も理解の難しいのはこの部分になると思います。

わたしたちの脳は、膨大な数の神経細胞による、一種のネットワークのようなものが形成されています。神経細胞の役目は、別の神経細胞から情報を受け取り、次の神経細胞へと伝達することにあります。

このとき、「可塑性」という変電所のような働きをもった神経細胞が間に入ると、次に伝達される情報の量が変化して、結果として「新しいネットワーク」ができあがります。この「新しいネットワーク」がキープされることを、わたしたちは「記憶される」と呼んでいるわけです。

ひとまずは、この「記憶＝ネットワークの変化」という考え方と、その大まかなしくみだけを頭に入れておいてください。

そして最後に、記憶と新生ニューロンに関する可能性の部分です。

・新生ニューロンは、海馬の歯状回で生まれることが確認されている
・そして新生ニューロンは、一般の神経細胞より高い可塑性をもっている
・つまり、新生ニューロンが増えれば、記憶力が高まると考えられる

さて、わたしたち研究者が、神経細胞の可塑性に注目し、特に新生ニューロンの存在に注目している理由が、これで理解できたと思います。新生ニューロンの誕生を促し、うまく育てていくことができれば、「脳力」そのものを向上させる可能性が見えてきます。もちろん、これが脳のアンチエイジングに有効であることは、いうまでもありません。

減少していく新生ニューロン

大人になっても、脳の海馬では新生ニューロンが生まれている。これは疑いようのない事実です。たんに大人というだけでなく、高齢者の脳からも、新生ニューロンの存在が確認されています。

しかし、新生ニューロンが生まれる数は、年齢とともに徐々に少なくなっていくことがわかってきました。

次頁《ページ》の図は、カニクイザルというサルの新生ニューロンを、年齢別に数えたデータです。

これを見ると、3～6歳（人間に換算して10～18歳程度）のカニクイザルの新生ニューロンは、およそ7000個となっていますが、20歳以上（人間に換算して60歳以上）になると、およそ126個と50分の1以下にまで減少しています。

また、生後2カ月のラットと生後11カ月のラットを比較した場合、生後11カ月のラットの新生ニューロンの数は、生後2カ月時のおよそ1％にまで減少していたという研究報告もあります。人間の実測データはまだ確かめられていませんが、サルやラットと同じような減少をすると考えてほぼ間違いないでしょう。

ここで思い出していただきたいのは、脳では「老化」と「成長」が同時進行している、ということです。

年齢を重ねるにしたがって新生ニューロンの数が減ってしまうのは、「老化」が進

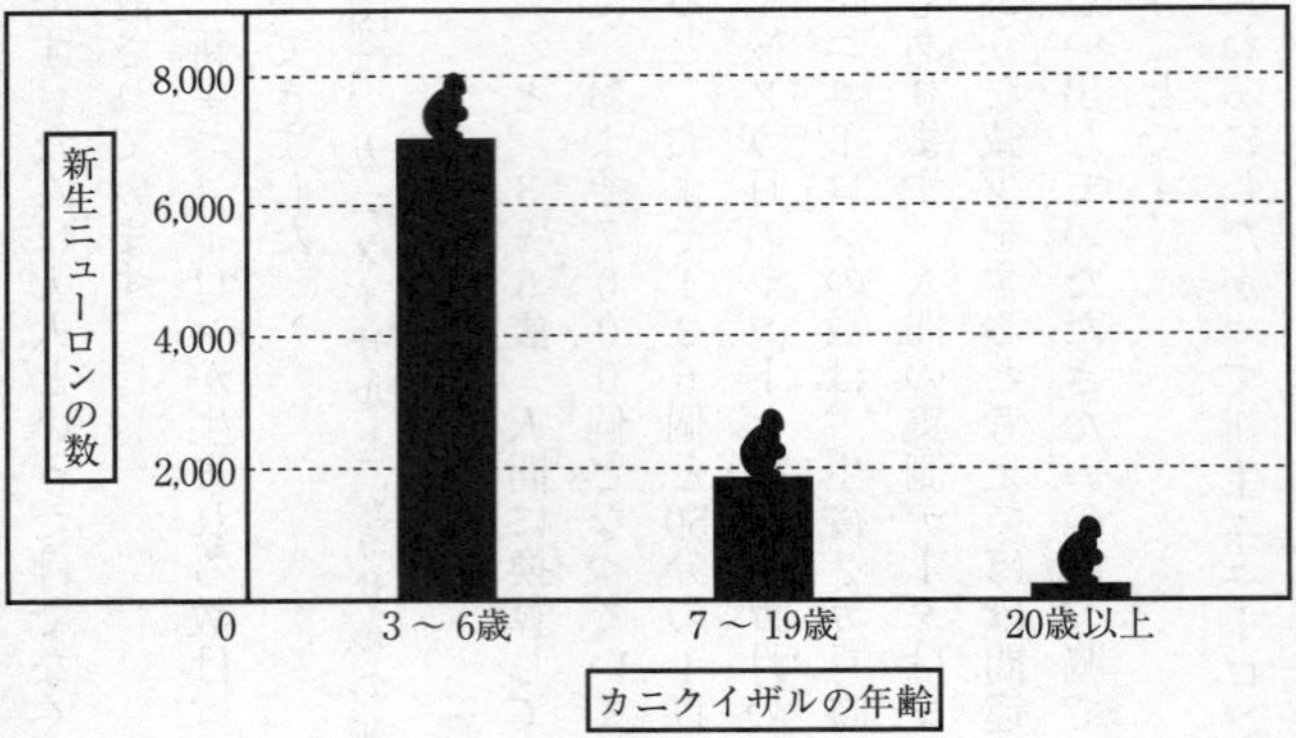

加齢により減少する海馬新生ニューロンの数
（エリザベス・グールド他「アメリカ科学会紀要1999」より）

行しているというより、「成長」のスピードが鈍っていることを意味しています。
それでは、脳の「成長」を促す方法をみていきましょう。

新生ニューロンは「刺激」で増える

テレビや雑誌を見ていると、若々しい肌を保つための方策が、数多く紹介されています。ビタミンB群やビタミンCを摂取して、肌の細胞の新陳代謝を高める。あるいは、コラーゲンを摂取して肌のハリを取り戻す。みなさんも、一度は耳にされたことがあるでしょう。

これと同じように、脳の新生ニューロンについても、何らかの「増やし方」があると考えるのは自然なことでしょう。新生ニューロンが増えるにしろ減るにしろ、そこには必ず何らかの原因がある、と考えるのが研究者です。実際、おもしろい実験データが報告されています。

レーゲンスブルク大学（ドイツ）のケンペルマン博士らによる、マウスの実験報告です。

ケンペルマン博士らのグループは、標準的な飼育ケースを2つ用意して、一方のケースには遊具の「回し車」を入れ、もう一方のケースには何も入れず、それぞれマウスを飼育しました。

すると、日頃から回し車で遊んでいたマウスは、何もしなかったマウスに比べて、およそ2倍もの新生ニューロンが生まれていることがわかったのです。もちろん、新生ニューロンが生まれている場所は、海馬の歯状回です。

また、回し車でなくとも、パイプのトンネルや階段を設置するなど、豊かな生活環境で過ごしたマウスも、何もしなかったマウスに比べて60%も新生ニューロンの数が増えていたのです。このマウスの場合、プールから脱出する出口を覚えるなどの学習能力も、向上していることが確かめられました。

回し車や豊かな生活環境の「何が」このような結果をもたらすのか、という点については慎重な研究が必要でしょう。また、これをそのまま人間にあてはめて考えるのも、仮説レベルの話ではあります。

ただ、ひとつはっきりしているのは、新生ニューロンは外からやってくる何らかの「刺激」によって増やすことができる、という事実です。これは、脳のアンチエイジングを考えるうえで、非常に大きな分岐点になります。

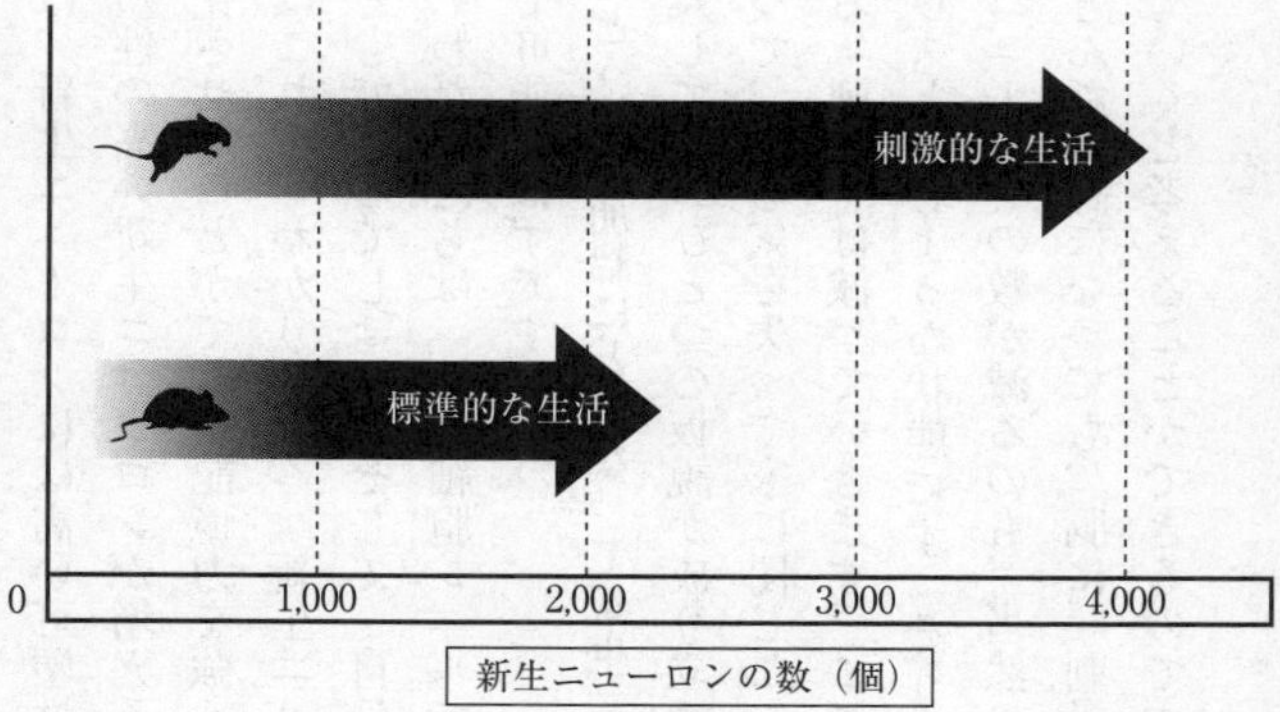

刺激によって増える新生ニューロンの数
（フレッド・ゲージ他「ネイチャー」1997年4月号より）

たとえば、新生ニューロンには高い可塑性があることについて、すでにお話ししました。可塑性の高い新生ニューロンが増えるほど、わたしたちは神経細胞のネットワークを変化させることができ、記憶力を強くすることができます。

あるいはこれを、わかりやすく「新生ニューロンが増えれば頭がよくなる」と言い換えることもできるでしょう。そして、自分の意思によって新生ニューロンを増やせるのなら、わたしたちは「神経細胞レベルで頭がよくなる」可能性がある、と考えることだって可能なはずです。

また、「どうして加齢にともなって新生ニューロンの数が減っていくのか?」という疑問に対しても、ひとつの仮説が成り立ってきます。

年をとって、やる気を失って家に閉じこもり気味な日々が続くと、どうしても脳に入ってくる「刺激」は減っていきます。これは、遊び道具の入っていない飼育ケースで育つマウスと同じような状態です。そうすると、「刺激」の多かった若いころに比べて新生ニューロンの数が減るのも、当然のことではないでしょうか。

逆に、どんな年齢になっても、脳に「刺激」を与えてやれば新生ニューロンはどんどん増えていくと考えることができるのです。

新生ニューロンを増やす「θ波」

脳に何らかの「刺激」が与えられると、新生ニューロンがたくさん生まれるようになる。専門的な説明をすると、これは脳にある「神経幹細胞」という細胞が刺激され、分裂・増殖をしている、ということになります。

それでは、その「刺激」が与えられたとき、脳の中ではどのような現象が起こっているのでしょうか。

最近になって、その秘密が脳波にあることがわかってきました。

脳波とは、脳の活動によって起こる電位変動のことで、脳波計を使って測定すると、波のような動き（波形）が記録されることからこう呼ばれています。

みなさんも、α（アルファ）波やβ（ベータ）波などの名前は耳にされたことがあるでしょう。なかでもα波については、心身がリラックスした状態のときに出ている脳波として、よく知られています。

ただ、脳の中ではα波やβ波以外の脳波も出ています。そして、とくに新生ニューロンとの関係において注目されているのが、「θ（シータ）波」という脳波です。そこでまずは、θ波がどのような脳波なのかについて、簡単に説明しましょう。

たとえば1秒間に5回の波があれば、それは5ヘルツの波ということになります。ですから、100ヘルツとは、1秒間に100回の波があるという意味です。

具体的にみていきましょう。有名なα波は、1秒間に10回くらいの、比較的おだやかな波になります。これに対してθ波は、1秒間に4〜8回くらいとなっていて、α波よりもさらにゆったりとした脳波です。一般的には、居眠りしそうな「まどろみ」の状態のとき、θ波が計測されるといわれています。

この他、熟睡しているときに出るδ（デルタ）波は0・5〜4ヘルツ、覚醒《かくせい》中に出るβ波は13〜30ヘルツ、そしてγ（ガンマ）波は30〜100ヘルツくらいの波になっています。

ところが、まどろんでいるとき以外でも、θ波が測定されるのです。

これはちょっと特殊な脳波で、仮に1秒間に5回の大きな波（θ波）があるとします。すると、その5回の大きな波の中に、それぞれ100ヘルツくらいのγ波が入ってくるのです。逆にいうなら、γ波レベルの細かな波（γオシレーション）が、θ波のような大きなリズムで出ている、ということになります。専門的には、このような

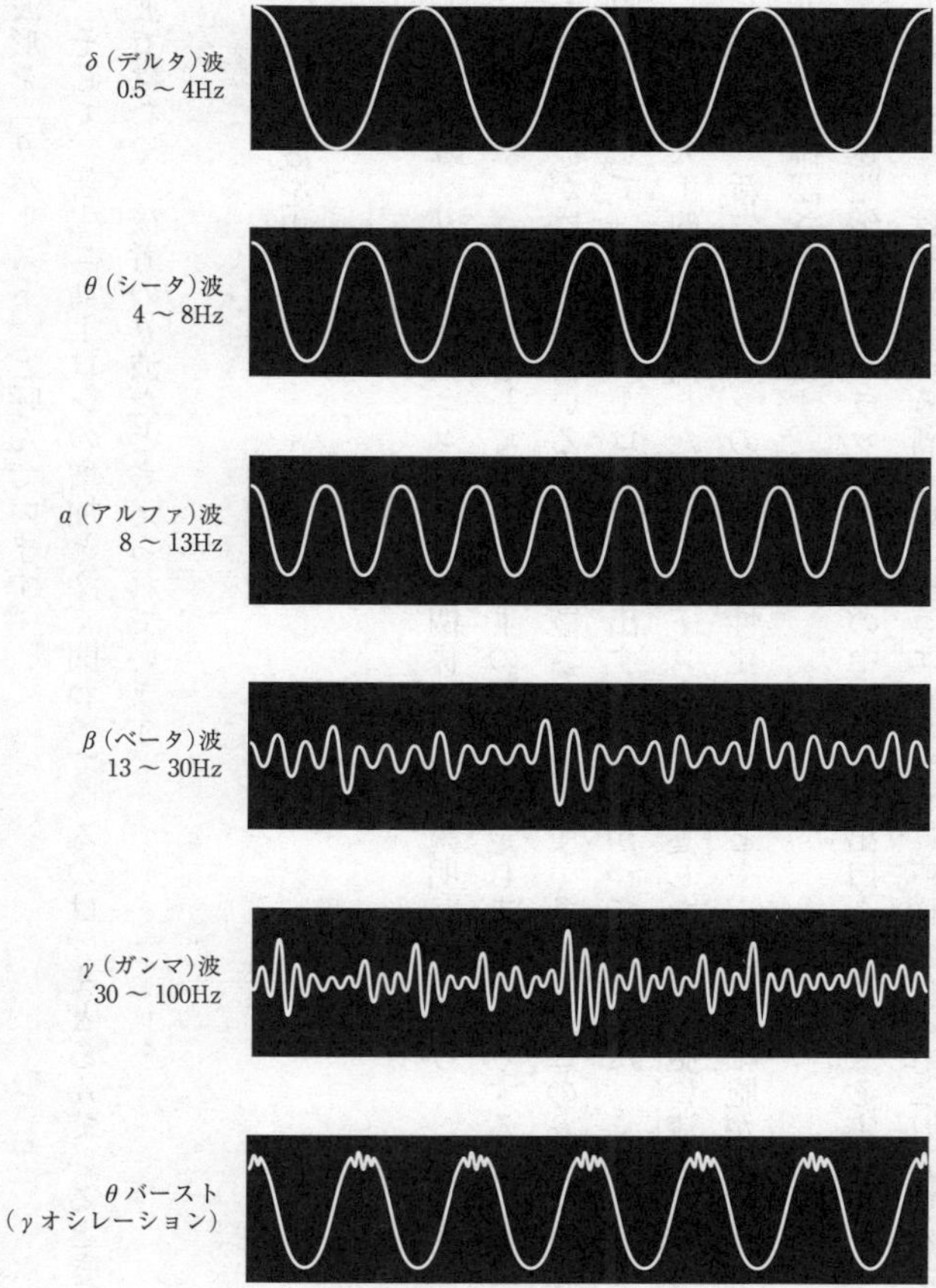
δ（デルタ）波
0.5 ～ 4Hz
θ（シータ）波
4 ～ 8Hz
α（アルファ）波
8 ～ 13Hz
β（ベータ）波
13 ～ 30Hz
γ（ガンマ）波
30 ～ 100Hz
θバースト
（γオシレーション）

さまざまな脳波

波形を「θバースト」と呼んでいます。

そして、新生ニューロンの増加と深く関わっているのは、まどろんでいるときのθ波ではなく、後者のθ波だと考えられています。

θ波を出すには?

それでは、θ波と新生ニューロンの関係について説明しましょう。

たとえば、迷路学習をしているラットの脳波を測定します。そうすると、海馬のあたりでθ波が盛んに出ていることが確認されるのです。そして、このθ波が神経幹細胞を刺激して、新生ニューロンを生み出すことがわかってきました。

また、人工的に作り出したこのθバーストを、培養した神経細胞に流す実験も行われていて、新生ニューロンの活動が活性化されることや、神経幹細胞が活性化することなどが確認されています。

さて、迷路学習とは、ラットを迷路の中に放して出口を探索させる実験です。このとき、ラットは迷路という新しいシチュエーションに直面し、あれこれ迷いながらも徐々に道を「記憶」して、出口への道順を導き出していくことになります。こうした作業のことを、行動学的に「学習」と呼んでいます。

人間にたとえるなら、初めて降り立った駅で、地図を片手に目的地へ歩いていくような状態でしょうか。

もっと幅広い言い方をするなら「集中して、新しいことを吸収しようとしているとき」となるでしょう。

そして、このような集中した状態、行動学的な学習状態にあるときにθ波が出るのです。同じ「頭を働かせている」シーンでも、過去のケーススタディを照らし合わせて考える場面とは、大きく違っています。あくまでも、新しいことへのチャレンジが必要なのです。

さて、迷路学習をしているラットについては、脳に電極を刺して、かなり正確な脳波を測定することができます。

一方、まさか人間で同じような実験をするわけにもいきませんので、通常は頭皮に脳波計の電極を貼《は》り付けて測定することになります。ですので、どうしても雑音などが入ってしまい、正確にθ波だけを測定するのが難しいというジレンマはあります。脳の研究にとって、こうした倫理的な問題は常についてくるのです。

ひとつおもしろい話をすると、集中しているときに雑音が気にならないのは、このθ波のおかげだとする説があります。

たとえば、電車に乗って好きな作家の小説を読んでいると、だんだん周囲の音が気にならなくなってくるはずです。これがθ波の影響だというのです。

つまり、脳がθ波に満たされているので、他の周波数のインフォメーションが意識に上がってきにくくなる、という説です。これは、人間の意識はある一定の周波数によって決められている、という考えが元になっています。

ぼんやりしてるときに限って、まさしく雑念というか、さまざまなことが頭をよぎります。

「ああ、あの資料を今日中にまとめなきゃいけないな。会社に戻りたくないな。それにしても渋滞してるなあ。うーん、お昼はどこで食べようかなあ」

といった具合に、とめどない意識の流れがある。

こういうときには、脳の中でθ波が出ていないのです。θ波が出ていれば、ちゃんとひとつのことに集中できるようになります。

脳に「目に見える目標」を教えよう

学習について、よく「好きこそものの上手なれ」という言葉が語られます。これについても、θ波から説明できそうです。

好きなものに対して、わたしたちは積極的な興味をもって、集中して取り組むことができます。まさに「没頭する」という状態ですが、このときには脳の中でθ波が出ているはずです。すると、海馬は活性化しますし、新生ニューロンも増えていきます。当然、覚えるのも早くなっていくでしょう。「好きこそものの上手なれ」は、脳科学の立場からみても妥当性のある言葉なのです。

ただし、わたしたちは「好きなこと」ばかりをやっていくわけにはいきません。ときにはイヤな仕事だってやる必要がありますし、学校の勉強が大好きという子どもは少ないでしょう。θ波を出すためには学習が必要だとお話ししましたが、そもそも学習には、それなりの苦労がともなうものです。

そこで大切なのが、わたしたちを学習へと駆り立ててくれる、モチベーションの存在です。これには、学習の先にはっきりとした「ご褒美《ほうび》」をつくってあげることが重要になってきます。

ちょっと特異な例になりますが、ご褒美とモチベーションの因果関係について、最もピンとくるのはギャンブルかもしれません。

たとえば、パチンコを考えてみましょう。よく、テレビゲームに熱中する子どもたちが問題視されますが、パチンコはもっと不健康な遊びではないでしょうか。

隣の人と肩が触れ合うくらい狭い席に座って、じっと目の前の台を眺めている。しかも、お店の中は大音量の音楽と、タバコの煙でいっぱいです。さらにパチンコは、お金をどんどん使いますので、ストレスが蓄積されていきます。ゲームとして考えてみても、テレビゲームのほうがよっぽど創造性や思考力が必要とされる遊びでしょう。脳の研究者として、パチンコに代表されるギャンブルは、決しておすすめすることはできません。

しかし、そんなストレスがありながらも、パチンコ店は大繁盛《はんじょう》しています。人々はパチンコがやめられないのです。なぜなら、そこにお金や景品という「ご褒美」があるからです。

こういうご褒美が見えたとき、そしてご褒美を実感できたとき、脳の中ではドーパミンやエンドルフィンなどの報酬系の脳内物質が出てきます。俗に「快楽ホルモン」などと呼ばれる物質です。これによって得られる快感が忘れられず、人々はギャンブルにのめり込んでいくことになります。

また、これら報酬系の脳内物質が出ているときには、神経細胞の回路自体も変わりやすくなるということがわかっています。つまり、学習能力が高まっているということです。

ギャンブル以外の例を挙げるなら、資格の取得、語学の習得などもひとつのご褒美でしょう。

なんの目的もなしに英会話スクールに通ったとしても、長続きしないはずです。やはり「英語を身につけて海外旅行に行く」というご褒美があってこそ、やる気が出てきます。集中して勉強に取り組み、それによってθ波が出て、その刺激で新生ニューロンも増えていくでしょう。脳年齢をグッと若返らせることができるのです。

さて、ここでひとつ問題があります。

サルやマウスなど、動物で学習の実験をする場合、ご褒美とはなによりも「エサ」です。しかし、われわれ人間の場合、とくに現代の日本のような豊かな先進国の場合はどうでしょう。

わたしたちの脳は、明確な目標やご褒美が見えないと、やる気を発揮しません。そして、簡単に年老いてしまいます。目標やご褒美なくしては、いつもぼんやりとした雑念にとらわれ、θ波も出にくくなります。つまり、新生ニューロンの数も減って、どんどん脳が老け込《ふ》んでいくのです。

とくに中高年になってくると、社会的な地位も財産も手にして、新しいことへのチャレンジがなかなかできなくなってきます。

エサでも地位でもお金でもない、たとえば趣味などの方面で、新しい目標を見つけること。そして、その新しい課題にチャレンジしていくことが、脳のアンチエイジングにつながっていくのです。

ぜひ、脳に「目に見える目標」を教えてあげてください。そして、海外旅行でも買い物でも何でもいいので、目標達成のためのご褒美を用意してあげてください。

恋をすると脳まで若返る

恋をすると若返る。

わたしがこうお話しすると、ほとんどの方が月並みな一般論と思われるようです。たしかに、恋をすれば若々しい気持ちになれるというのは、いかにも感覚的な話に聞こえ、科学的なものには思えないかもしれません。ところが、恋には本当に脳を若返らせる力があるのです。

恋をしたときに体内で起こる最大の変化は、性ホルモンの分泌《ぶんぴつ》です。これはロマンチックな恋愛に限らず、たとえば男性が美しい女性を見ただけでも、脳の視床下部という場所が活性化して、性ホルモンが分泌されることが明らかになっています。

そして、脳に入ってきた性ホルモンが神経幹細胞に働きかけ、新生ニューロンの増加を促すことが最近の研究でわかってきたのです。

これには、おもしろい研究報告があります。小鳥の求愛に関する研究です。求愛の時期になると、小鳥のオスたちは鳴き声、つまりきれいなメロディを奏《かな》でることで、メスたちの関心を引こうとします。当然、オス鳥は自分を選んでほしいわけですから、自分がいかに優れているか、どれだけ他のオス鳥たちと違っているかを「歌声の中で」アピールしなければなりません。小鳥を歌手にたとえるなら、いつも同じ歌を歌っていてはダメなのです。ちゃんと新曲を用意しないと、メス鳥は相手にしてくれません。

そこで、オス鳥たちは脳の回路を変化させることで、毎年新しいメロディを生み出すようになります。新生ニューロンを増やして、せっせと新曲をつくっていくのです。

このとき、新生ニューロンの増加に関わっているのが、性ホルモンだと考えられています。実際に、男性ホルモンの分泌を抑えられたオスの小鳥は、新生ニューロンがうまく生み出されないため、満足のいくメロディが奏でられず、求愛に失敗したという研究報告もあります。

また、性ホルモンのもつ抗酸化作用にも注目が集まっています。

性ホルモンには代表的なものとして、男性ホルモンのテストステロン、女性ホルモンのエストロゲンがあります。そして、女性ホルモンのエストロゲンには、抗酸化作用があることが知られています。大豆などに含まれ、女性ホルモンに似た働きをするイソフラボンが美容や健康によいとされるのも、理由のひとつに抗酸化作用があるからです。体内で発生した活性酸素を中和し、過酸化脂質の発生を抑制する働きをもっているのです。

女性ホルモンというと、男性には関係のない話のように思われますが、そうではありません。男性ホルモンのテストステロンも、脳の中に入って一部がエストロゲンになります。意外と知られていませんが、テストステロンとはエストロゲンの変種ともいえる物質なのです。

ですから、男性であっても女性であっても、もっと恋心をもって生きていけば、性ホルモンの抗酸化作用によって老化を食い止めることができるわけです。

そしてもうひとつ、特に男性のアンチエイジングにとっては、男性ホルモンがもたらすエネルギッシュな作用も忘れてはなりません。

前章で、老化の生化学的な定義を紹介しましたが、老化が始まるのは生殖期以降のことです。もっと身近な言い方をすれば、性欲や生殖機能の減退とともに、老化は進行すると考えることができます。

男性ホルモンのテストステロンは、性欲だけでなく、意欲や闘争欲、出世欲などにも深く関わっていますので、テストステロンのレベルが低下すれば、そのまま老いが始まってしまうのです。

倫理的な問題もありますので、浮気や不倫をおすすめすることはできませんが、少なくとも異性への関心は失ってはいけません。男性であれば、美しい女性に出会う喜び、彼女たちの前でカッコよくあろうとする気持ち、彼女たちからの好意や信頼を得ようとする気持ち、これらを失うことは、老化に直結する大問題でもあるのです。

いつも健全な恋心を忘れず、脳を若々しい状態にキープしたいものです。

「感動」が脳を刺激する

海馬では、強い刺激が入ってくると、神経細胞の回路が変更され、記憶として残っていくことになります。また、集中をともなう刺激（θバースト）、あるいは恋愛のような強い刺激によって、新生ニューロンが増えていくこともわかりました。

これを別の側面から考えるなら、感動が新生ニューロンを増やし、記憶力を増強していくのだ、ということになるでしょう。

考えてみると、わたしたちは年をとるほどに「感動」を失っていきます。経験を重ね、物事に対する新鮮味が薄れてしまうからです。

たとえば、社会人になって初めて手にしたお給料の喜びは、誰もが覚えているでしょう。ところが、何年も働いているうちに、毎月お給料が振り込まれるのは当然のことと思うようになりますし、いちいち感激することはなくなります。

そこで、ここでは感動のメカニズムと「感動力」の取り戻し方について、考えてみることにしましょう。

わたしたちは、何もない場面で感動することはありません。外部から何らかの好ましい刺激を受け取って、感動するわけです。つまり、ご褒美、あるいは報酬の存在が、感動を生むことになります。

さらに、ここで大切なのは、その報酬が「予想もしなかった」ものであること、つまり予定外の報酬でなくてはならない、ということです。感動とは「予定外報酬」の結果として生まれるもので、あらかじめ答えのわかっている報酬については、なかなか感動をともないません。

大人になって感動力が衰えていくのは、じつは「予定外報酬」が減っていくからなのです。どんな報酬も経験済みだったり、あらかじめ予期できたりすることで、予定外という驚きがなくなる。そうすると、感動力が弱まり、結果として記憶力が低下したり意欲が減退したりと、脳の老化につながっていきます。

それでは、どうすれば大人になっても感動力をキープできるのでしょうか。もしくは、予定外の報酬を受け取ることができるのでしょうか。

答えは簡単です。とにかく新しいことにチャレンジしていくことです。新しい何かに挑戦すれば、必ず「予想もしなかった出来事」がたくさん待っています。予定外報酬とは、そんな新しいチャレンジのなかにしか転がっていません。好奇心やチャレンジ精神を失ったとき、わたしたちは感動力をも失ってしまうのです。

一時期、ニュース番組などで「想定の範囲内です」というフレーズがはやりました。これはビジネスの最前線で語られた言葉なので問題ないのですが、もしも生活のすべてが「想定の範囲内」だとしたら、どんなに味気ない人生になるでしょう。そんな毎日なんて、結末を知らされたサスペンス映画のようなもので、心からエンジョイすることはできないはずです。

年を重ねるほどに、わたしたちは社会的な地位も固まってきて、ある程度の財産も築き、生活が安定してきます。そのため、新しいことにチャレンジするリスクを恐れたり、それが億劫《おっくう》になったりすることはあるでしょう。

しかし、わたしたちの人生は「想定の範囲外」の道を歩むからこそおもしろいのですし、感動できるのです。

なにも、人生をかけた大冒険に出る必要はありません。ほんのちょっとした新しい趣味を見つけ、そこにチャレンジしていくだけでいいのです。パソコンやデジタルカメラに挑戦するのもいいですし、楽器やスポーツを始めてみるのもいいでしょう。あくまでも趣味ですから、楽しみながら自分のペースでやっていけば十分だと思います。

それだけで、たくさんの「想定の範囲外」に出会うでしょうし、感動力を取り戻すことができるはずです。そして新生ニューロンが増加していって、身も心も若返っていくに違いありません。

新生ニューロンの育て方

新生ニューロンの「増やし方」については、ある程度おわかりいただけたでしょう。しかし、新生ニューロンは増やすだけではいけません。

生まれたての新生ニューロンは、人間でいえば赤ちゃんのような状態です。そして、大人の神経細胞になるまでには、早くて2週間、通常でおよそ1カ月かかることがわかっています。

大ざっぱに考えるなら、今日生まれた新生ニューロンは、1カ月後になってようやく働き始めるのです。仮に、その1カ月の間に死んでしまったら、せっかくの新生ニューロンも働く機会を得られないまま消えることになります。そこで、新生ニューロンの「育て方」について考えてみましょう。

先に、回し車で遊ぶマウスは、新生ニューロンの数が増えるという話をしました。マウスの運動効果については、多くの研究報告がなされています。そして、新生ニューロンの「育て方」について特に注目したいのは、カリフォルニア大学アービン校のコットマン博士とバーチトルド博士による研究です。

マウスの飼育ケースに回し車を入れておくと、マウスは活動時間帯である夜間に回し車に入り、どんどん走ります。そしてコットマン博士らの研究によると、ひと晩あたりの走行距離が2キロメートルを越えると、マウスの頭の中で「BDNF」という特殊なタンパク質が増えてくることがわかったのです。

BDNFとは、タンパク質の一種で、脳細胞の成長因子（グロースファクター）です。成長因子とは、「成長を促す物質」という意味ですが、ここではわかりやすく脳細胞の「エサ」なのだと考えてみましょう。

新生ニューロンは、多くの素晴らしい可能性をもつ反面、傷つきやすく死にやすい、という欠点があります。人間の赤ちゃんと同じで、非常にデリケートな存在なのです。そして、赤ちゃんが母乳を求めるように、新生ニューロンの成長にはBDNFが欠かせません。実際、人間の母乳には、赤ちゃんの免疫力《めんえきりょく》を高める効果があるといわれますが、BDNFにも新生ニューロンの大敵であるストレスホルモンを抑制する働きがあることが確かめられています。

ここまでの話をまとめてみると、驚くべき事実がわかってきます。

まず、ジョギングやウォーキングなどの運動を続けると、脳の神経幹細胞が刺激され、新生ニューロンが増えていきます。それと同時に、脳の中ではBDNFが増えていきますので、新生ニューロンが育ちやすくなります。

このところ、健康増進やダイエットの目的でジョギングやウォーキングが注目されています。しかし、脳のアンチエイジングにとっても、これら適度な運動は必要なのです。ジョギングやウォーキングは、脳を鍛えるための格好のトレーニングである。そう覚えておきましょう。

ただし、ひとつだけ注意点があります。

新生ニューロンが大人になるまでに必要な期間は、およそ1カ月です。つまり、最低でも1カ月は運動を続けて、新生ニューロンを育てていくことが必要になります。三日坊主《ぼうず》では、新生ニューロンは育ちません。

4章　年をとるほど頭がよくなる

脳は「熟成」する

脳のアンチエイジングに関する、根本的なお話をしたいと思います。

これまでも繰り返しお話ししてきたように、脳ではおよそ30歳を境に、生化学的な意味での老化が始まります。性ホルモンや脳内物質の分泌量《ぶんぴつりょう》が減り、神経細胞の数も減少していきます。生活の中での実感としては、物忘れが増えてきたり、やる気や活力が萎《な》えてきたりします。

さて、ここで質問です。

たとえば、現在のあなたと20歳のあなたを比べた場合、トータルな意味で「賢明」なのは、どちらでしょうか。

わたしは現在40歳を越えていますし、物忘れする機会も増えました。体力の衰えなど、それこそ毎日のように感じています。しかし、そうであっても間違いなく「現在の自分のほうが賢明だし、いい仕事ができる」と答えるでしょう。若いころとは知識の量も違えば、社会経験も積んで、総合的な判断力も確かなものになっていると思えるからです。

おそらく、これはみなさんも同じではないでしょうか。

この「若いころより賢明である」という、動かしがたい事実を抜きにして、脳のアンチエイジングを語ることはできません。なぜなら脳の「実力」とは、なによりもまず「賢明さ」、つまり「賢さ」にあるはずだからです。

年齢を重ねるほど、脳の中には膨大な記憶、ケーススタディが蓄積されていきます。すると、何か困難な局面に向き合ったときでも、過去の類似するケーススタディから解答を引っ張り出してきて、それと照らし合わせつつ冷静で的確な判断ができるようになってきます。

その一方、若いうちにはケーススタディが少ないので、どう対処すればいいかわかりません。つまり、的確な決断能力は、大人のほうが優れていると考えることができます。

これは企業で考えるとわかりやすい話で、状況が常に変化するような現場の最前線では、適応能力に優れた若い人間のほうが有利でしょう。しかし、経営陣や管理職になってくると、そうはいきません。豊富な知識をもち、大局的な判断ができる中高年のほうが有利になってくるのです。

あるいは、野球やサッカーでも、若くて元気な選手は必要ですが、彼らを指南するベテラン選手や監督・コーチの存在がなければ、いいチームをつくることはできません。

わたしたちは、年を重ねることにネガティブなイメージばかりを描いてしまいます。たしかに、トカゲや昆虫のような下等生物には、年をとることにメリットはないでしょう。しかし、きわめて高度な知性をもつ人間の場合、脳の「実力」は、知識や経験によって鍛えられていくのです。

この章では、人間の脳が年をとることのメリットについて、お話ししたいと思います。脳とは、その新鮮さだけを競うフルーツジュースのようなものではなく、熟成するほど価値の高まるワインのようなものなのです。

子どもにトランプで負ける理由

テレビや雑誌を見ていると、しばしば「天才少年（少女）」たちが登場します。

特に、昔よく目にしたのが「世界の国旗と国名を言い当てる子ども」や「全国の駅名をスラスラと暗唱する子ども」などです。最近では、難しい漢字を苦もなく読み書きする、漢字検定上級者の子どもたちも多いようです。どれも、わたしたち大人には想像もできない能力で、思わず「天才少年（少女）」や「神童」といった言葉が出てしまうのも当然のことかもしれません。

もっと身近な例を挙げるなら、わたしはよく自分の娘とトランプの「神経衰弱」をやるのですが、娘が小学校に上がったくらいから負けることが多くなりました。これを娘の成長と喜ぶか、自分の衰えと落ち込むのか、考え方ひとつで気分は大きく変わってきます。

まず、わたしはどうして子どもにトランプで負けてしまうのでしょうか。ご存じのように「神経衰弱」は、純粋な記憶力を競うゲームです。つまり、記憶力が子どもたちに劣っている、ということになります。そこで、ここでは「記憶とは何か」というテーマで、記憶の種類についてお話ししたいと思います。

記憶は大きく、頭で覚える「陳述記憶」と、身体《からだ》で覚える「非陳述記憶」とに分けられます。身体で覚える記憶とは、自転車の乗り方や泳ぎ方などのことです。しかしここでは、頭で覚える記憶に絞って考えてみましょう。

たとえば、「昨日、新幹線で名古屋まで出張した」という日常のエピソードに関する記憶があります。

これとは別に「新幹線とは、東京オリンピックの開催に合わせて開業した、世界有数の高速鉄道路線である。のぞみ号、ひかり号、こだま号などの便がある」といった、意味や知識に関する記憶もあります。

そして、前者のような自分の経験に基づく記憶を「エピソード記憶」と呼び、後者のような意味や知識の記憶を「意味記憶」と呼びます。

また、電話をかけるとき、わたしたちはほんの少しの間だけ、その電話番号を覚えることができます。電話をかけてしまえば忘れてしまうような、非常に短い記憶です。このような作業中に必要となる記憶のことを、「作業記憶」あるいは「ワーキングメモリ」と呼んでいます。

さて、それではトランプの絵柄を覚える「神経衰弱」ゲームは、どの記憶になるでしょう?

自分が遊んでいるのだから「エピソード記憶」のようにも思えますが、なんの脈絡もなく開かれるカードを覚える作業は「意味記憶」ということになります。また、ゲームが終われば忘れてしまうはずですから、「ワーキングメモリ」でもあるでしょう。

考えてみると、万国旗を覚えたり、鉄道の路線図を覚えたり、あるいは漢字を覚えたりするのも、すべて単純な丸暗記で、「意味記憶」です。そう、若々しい脳をもつ子どもたちは、「意味記憶」の達人なのです。

かつて「神童」と呼ばれた人たちの多くが、その後は普通の人生を歩んでいくのも、このあたりに原因があるのかもしれません。

年をとると「丸暗記力」が低下する

記憶にいくつかの種類があることを知ると、わたしたちの「記憶力」に関する認識は大きく変わってきます。

まず、物忘れに代表される記憶力の低下は、大半が「意味記憶」や「ワーキングメモリ」に関わるものである、ということです。この点について、今度は「ワーキングメモリ」の側面から考えてみましょう。

意外かもしれませんが「ワーキングメモリ」と呼ばれる、電話番号を覚えるようなきわめて短い記憶は、海馬の担当ではありません。大脳皮質の46野という場所でなされています。

しかし、これが友人や恋人など、大切な相手の電話番号になると、脳はずっと覚えておこうとします。「これは田中君の電話番号だ」というインフォメーションとともに、大脳皮質から海馬へと、電話番号の情報が送られていくのです。

そうして、海馬が働いてその電話番号は短期記憶となり、それが大脳皮質に蓄積されたときに長期記憶となっていきます。ちなみに、これは具体的なエピソードをともなわないので、「意味記憶」ということになります。

さて、問題はこのときの「海馬に入ってくる刺激の強さ」になるでしょう。柔軟性に富んだ若い脳であれば、少ない刺激にも敏感に反応して、それを記憶していくことができます。しかし、大人になって脳の柔軟性が衰えてくると、少ない刺激ではうまく記憶として蓄積していくことができません。

つまり、わたしたちの「丸暗記する力」は、どうしても加齢とともに低下していってしまうのです。

その一方、「丸暗記がそんなに大切なのか」という議論もあると思います。電話番号を覚えにくくなったら、アドレス帳を持ち歩くようにすればいい。物忘れが多くなったら、メモの習慣をつければいい。成熟した大人になればなるほど、そういった

「知恵」が出てくるのではないでしょうか。

大人の脳の記憶力

大人の脳にとって、最大の武器となるのは、これまでの長い人生で蓄積されてきた経験です。

これまで述べてきたように、記憶とは神経細胞のネットワークが変化することです。そして、蓄積される情報が増えていくほど、それぞれの記憶が有機的に結びつき、連想や推論といった思考力がパワーアップすることになります。

つまり、たくさんの経験を積んで、たくさんの知識を蓄えた大人の脳は、神経細胞のネットワークが強化された脳なのです。実際に、大脳皮質の内側にある「白質《はくしつ》」の体積は、50代くらいをピークに増加することが知られています。

ここから、ある種の記憶については、子どもよりも大人のほうが優れているのではないか、と考えることができます。

たとえば、「源義経《みなもとのよしつね》はモンゴルに渡ってチンギス・ハーンになった」という伝説があります。このとき、義経がどのような人物かを知っている場合と、義経のことを何も知らない場合とでは、記憶する順序が違ってくるのです。

あらかじめ義経に関する知識をもっていて、義経を主人公とする小説を読んだことがあったりすれば、モンゴルの大平原を馬に乗って駆け回る義経の姿を、ありありと想像することができます。これは自分の経験や感情を含みますので、「エピソード記憶」として処理されます。

一方、義経そのものを知らなければ、何も想像できません。「意味記憶」として丸暗記する以外にないのです。

そして、特に大人にとっては「意味記憶」よりも「エピソード記憶」のほうがずっと覚えやすく、長期記憶としていつまでも残ってくれるのです。

たしかに、大人になると丸暗記の「意味記憶」の能力は低下します。しかし大人の脳は年月を重ねるごとに知識や経験を積んで、神経細胞のネットワークを強化して、「エピソード記憶」の能力を高めているのです。若いころとは、記憶の種類が変わっただけだと考えるべきでしょう。

記憶にいたる3つのプロセス

意外と知られていないことですが、わたしたちが「記憶」と呼んでいるものには、大きく3つのプロセスがあります。

まず行われるのが、記憶を「つくる」作業です。これは、海馬に新しい情報の刺激が入ってきて、神経細胞のネットワークに変化が起こる、という段階になります。わかりやすくコンピュータにたとえるなら、入ってきた情報を「登録」する作業になるでしょう。

続いて、記憶を「保存する」作業に移ります。刺激によって変化した神経細胞のネットワークを、そのままの形に保持するのです。もしも、変化したネットワークが元の形に戻ったら、記憶されません。「可塑性《かそせい》」というのは「形状が変化して、変化したままの形を保持できる」という意味なのです。コンピュータでは、まさしく「保存」の作業となります。

最後に、大切なものとして記憶を「取り出す」作業があります。大脳皮質に保存された記憶を、必要に応じて取り出すのです。これができなければ、せっかく記憶した情報も意味がなくなってしまいます。コンピュータでいうなら「検索」と「再生」の作業となるでしょう。

この「つくる」→「保存する」→「取り出す」の3つがうまく働いてこそ、記憶は意味のあるものとなるのです。つまり、このうちのひとつでも失敗してしまえば、記憶は記憶として成立しません。

そうすると、いわゆる「物忘れ」は、どのプロセスに問題があるのでしょうか。

おそらく、「取り出す」能力の問題と思われるでしょう。しかし、脳をよく研究するほど、じつは記憶を「つくる」段階の問題ではないかという考えが支配的になってきました。

というのも、海馬とは記憶の「つくる」→「保存する」部分に関わる器官です。そして、長期記憶が蓄積されるのは大脳皮質になるのですが、じつは大脳皮質そのものは老化による器質的な変化はそれほど大きくありません。むしろ神経細胞のネットワークは強化されるくらいです。

だったら、中高年に「物忘れ」が多いのは、それはただ覚えてないだけじゃないのか、と疑われるのです。

大人の熟成した脳は、記憶を取捨選択するようになります。闇雲《やみくも》にすべてを丸暗記していくのは、脳にとっても負担が大きく、ムダも多くなってしまいます。そこで、情報が入ってくるたびに「この情報を記憶することに価値はあるか」という価値判断を行いながら、記憶の取捨選択をしているのです。

ですから、些末《さまつ》な記憶は頭に残りません。これは記憶を「取り出せない」のではなく、記憶を「つくっていない」状態です。その場でパッと忘れてしまうような出来事は、脳のほうで「これはさほど重要な情報ではない」と判断しているのです。

このような取捨選択の作業は、記憶力の低下ではなく、「記憶力の効率化」と考えるべきでしょう。

記憶力を高めるインプット術

すでに、わたしたちが大人になって衰えを感じるのは、記憶力そのものではなく、「意味記憶」に関する部分だということは理解していただけたと思います。

それでは、物忘れなどを減らしていくためには、どうすればよいのでしょうか。

意外かもしれませんが、これは簡単に解決することができます。記憶の手順を変えてやればいいのです。つまり、「意味記憶」として覚えようとせず、「エピソード記憶」として覚えるようにすればいいわけです。

サルを使った動物実験で、こんな研究データがあります。

まず、2つの穴が空いた箱を用意して、一方の穴だけにエサを入れます。そして、パッとシャッターを閉じて「さあ、どっちにエサが入ってる?」と答えさせる、作業記憶の実験です。同じく、9つの穴が空いた箱も用意して、1つの穴だけにエサを入れて実験します。正解の確率としては、前者が2分の1、後者は9分の1ですね。

ところがおもしろいことに、9つの穴が空いた箱でテストしたほうが、正解率が高くなるのです。これは、それだけ場所を特定するためのインフォメーションがあるからではないかと考えられています。

人間だと2つの穴のどちらかに入っていれば「右だったな」とか「左だったな」とか、言葉で覚えることができますが、サルにはそれができません。このため、場所を特定するインフォメーションがたくさん必要になるのです。

これはわたしたち人間も同様です。たとえば、ただ名刺交換をして相手の顔を見るだけでは、一週間としないうちに忘れてしまいます。

そこで、相手の服装やそのときの天気などを意識するようにする。あるいは、積極的な好奇心をもって相手を観察して、いろいろと話をしてみる。

そうすれば、記憶に関するインフォメーションが増えるわけですから、よりインプットしやすくなるはずです。これは、丸暗記の「意味記憶」を、物語性をもった「エピソード記憶」に変えていく作業に他なりません。

また、記憶を強化するためには、「感情」の存在が大切になります。

喜怒哀楽などの感情には、脳の扁桃核《へんとうかく》という部位が関わっているのですが、ここに関連した記憶は忘れにくいことが確認されているのです。

このあたりをわかりやすく、サッカーを例に考えてみましょう。

オフサイドやペナルティキックについて、図書館に行ってルールブックを開いて覚えようとするのは「意味記憶」になります。

一方、日本代表の試合を応援しながらテレビ解説を聞いて覚えていくのは、感情や物語性が絡《から》んだ「エピソード記憶」です。

サッカーのルールを覚えるのに、どちらのほうが簡単なのかは明快でしょう。

好奇心をもって多くのことを感じる。多くのことをイメージして、想像力を膨らませる。そういった心構えをもつだけで、「意味記憶」を「エピソード記憶」に変えていくことができ、若々しい記憶力をキープできるのです。

速度が落ちて精度が向上する脳

ここまで、大人の熟成した脳について、記憶を中心として説明してきました。そこで、今度は本章の冒頭にお話しした「現在の自分のほうが、20歳のころよりも賢明だ」という実感について考えてみましょう。

一般に、若い人は決断力や行動力に優れていて、中高年になるほど決断力が鈍ってしまうと考えられているようです。はたして、本当にそうなのでしょうか。

やる気に満ちて、エネルギッシュで、行動力にあふれている。

これらは、若い人の大きな長所なのですが、社会のなかで生きていくには、時として短所となってしまうことがあります。いわゆる「若気の至り」です。つい勢いに任せて、後先を考えずに行動する。その結果、大きな損失を生み出したり、誰かを傷つけたり、さまざまな失敗を犯してしまうわけです。

これは決して、エネルギーがあり余っているから見切り発車してしまう、というものではありません。脳科学的に考えるなら、比較検討するための材料を持ち合わせていない、つまり、経験という名のケーススタディが脳に蓄積されていないため、犯してしまう失敗なのです。

たとえば入学シーズンになると、大量のお酒を飲んで、トイレやお店の外で嘔吐《おうと》したり、ひどい場合には急性アルコール中毒になってしまったりする大学生が出てきます。彼らは、理由もなく大酒を飲んだわけではありません。「自分はこれくらいで酔っぱらうんだ」とか、「これ以上飲んだら危ないぞ」という過去のケーススタディがないために、どんどんお酒を飲んでしまったわけです。

わたしたちは、失敗することについて、大変なストレスを感じます。そして、失敗というイヤな記憶は、それだけ刺激が強いので脳に深く刻み込まれます。これによって、再び同じようなシーンに出くわしたとき、失敗を巧みに避けることができるようになるのです。

決断するスピードに関しては、若い人のほうが勝っているでしょう。しかし、その決断は「若気の至り」である可能性が捨て切れません。反対に、中高年が時間をかけて下す決断は、正確性や安全性という意味において、若い人たちよりもずっと勝っているのです。

いわゆる一匹狼《おおかみ》として生きているうちは、若い脳でもかまわないかもしれません。失敗しても、自分が痛い目に遭えばそれですむ話です。しかし、家族を守り、組織を統括するような立場になってからは、中高年の脳のほうがずっと有用でしょう。

実際、サルの動物実験でも同じような研究結果が報告されています。

認知テストのような難しい課題を与えた場合、若いサルのほうが決断のスピードは早くなっています。その代わり、テストの正解率については、ある程度の年齢を重ねたサルのほうが高くなるのです。

これらを総合して考えると、やはり「現在の自分のほうが、20歳のころよりも賢明だ」という実感は、間違いのないものといえるでしょう。

熟成脳はチームワークで勝負する

最後に、大人の「熟成した脳」に特有の、おもしろい活動についてお話ししましょう。脳がどれほど奥深い存在であるか理解できるはずです。

以前、若い大学院生と高齢者の方に、簡単なワーキングメモリの実験をしてもらったことがあります。

そのとき、高齢者の方は若い学生に比べて、前頭前野をより活発に働かせながら作業記憶を行っている、という実験結果が出ました。

ここから先は推論レベルですが、仮に老化によってワーキングメモリの46野や海馬が衰えてきても、前頭前野とうまく連携させることによって、記憶力をキープしているのではないかと考えることができるのです。

さらに、高齢者の方は、何か課題に取り組むとき、左右の脳を活発に連携させているという研究データもあります。一方の若者は、多くの場合が左右どちらかの脳ばかりを使って作業しています。おそらく、高齢者の方は、左右の連携を密にすることで脳全体の衰えをカバーしているのでしょう。野球にたとえるなら、個人力で勝負しようとせず、チームワークで勝負しようとしているのです。

そう考えると、最近ブームになっている音読などの「脳力アップ術」は、アンチエイジング的にも正しいことだと思われます。

なぜなら、これら脳力アップ術は、基本的に脳の前頭前野を鍛えるものだからです。そして、脳の中で最も老化による器質的な変化が少ない場所、つまり若さをキープしやすい場所こそ、前頭前野なのです。

若さがキープできている前頭前野を、さらに鍛えてやる。そうすることで、脳の中にはエース級のピッチャー、あるいは不動の4番バッターがつくられます。もちろん、キャプテンも兼任する一流選手です。ちょっと力の弱い他の選手を助け、チームを鼓舞しながら、全体を引っ張っていきます。

前頭前野とは、あらゆる生物の中で人間だけが著しく発達させた部分です。その表面積は、ネコの場合は脳全体の3％にすぎません。これがチンパンジーで17％となり、人間ではおよそ30％を占めるまでに発達しているのです。発生学的に見ると、進化の一番後になって登場する脳です。

逆に、脳幹や大脳辺縁系といった部分は、発生学的に原始的な脳ということになります。つまり、他の動物のように自然の摂理に忠実で、老化という自然現象を避けることができません。これに対して前頭前野は、老化から最も遠い場所にいることになります。

いつまでも若々しい前頭前野を中心に、チームワークで勝負する。熟成した脳には、そんな秘密が隠されていたのです。

5章　ストレスに負けない脳にする

脳に欠かせない「忘れる力」とは

脳には「忘れる」という素晴らしい能力がある。

いきなりこんなことを書くと「当たり前の話だ。むしろ、忘れるから困るんじゃないか」と怒られるかもしれません。しかし、忘れることとは、覚えることと同じくらい、あるいはそれ以上に大切なものなのです。

みなさんも「ＰＴＳＤ」という言葉は耳にしたことがあると思います。これは「心的外傷後ストレス障害」という疾患で、提唱されるきっかけとなったのはベトナム戦争でした。

70年代の米国では、ベトナム戦争の帰還兵が自殺を図ったり、アルコール依存症になったり、うつ症状を引き起こしたりするなど、大きな社会問題となりました。そして彼らを調査・診断したところ、戦争時の異常なストレス体験が精神に深い傷を残し、このような症状を引き起こしていることが確認されたのです。

戦場での恐ろしい体験が断片的によみがえり（フラッシュバック）、彼らは帰国後もずっと苦しんでいました。これは、「忘れられない」ことの恐ろしさを示す、なによりの具体例といえるでしょう。

誰もが経験のあることだと思いますが、一般にイヤな記憶ほど忘れにくく、頭から離れないものです。そして「忘れよう」と思えば思うほど、意識は暗いほうへと傾いて、なかなか抜け出せなくなってしまいます。

記憶が定着するためには、「反復」が欠かせません。受験勉強やかけ算の九九を覚えたときを思い出してもらえるとわかると思いますが、同じことのインプットを何度も何度も試みる「反復刺激」によって、記憶が定着していくのです。学校の勉強で「復習」が大事になるのはこのためです。

ですから、イヤなことをくよくよ（何度も）考えたりしてると、結果的に海馬への反復刺激がなされ、悪い記憶がどんどん定着していくことになります。

ここから、イヤなことを忘れるためには、「忘れろ！」という刺激を送るのではなく、たんに何も考えない、あるいは別のことを考えることが必要になるとわかります。イヤなことが頭に浮かんでも、積極的に「忘れよう」と努力してしまっては、反復刺激となって逆効果です。

イヤなことがあったら、反復刺激を与えないように、とりあえず考えを停止するのです。こうした思考の停止状態のとき、海馬の活動が低下するというｆＭＲＩ（機能的磁気共鳴画像）の計測データも報告されています。

いきなりＰＴＳＤの例を持ち出したのには理由があります。つらい記憶、悲しい記憶は、脳にとって大きなストレスとなります。そして、ストレスをそのまま抱え込んでおくと、脳の老化が早まることがわかってきているのです。

この章では、ストレスとどのように向き合い、どのように対処していくべきなのか、じっくりと考えてみたいと思います。

新生ニューロンの大敵「ストレス」

脳のアンチエイジングを考えるとき、新生ニューロンの存在を欠かすことはできません。新生ニューロンは、大人の脳にも成長する力があり、若返ろうとする力があることをなによりも明確に教えてくれます。

しかし、新生ニューロンは人間でいえば赤ちゃんのような存在ですので、非常に傷つきやすく、デリケートな細胞になっています。そして、新生ニューロンを傷つける最大の要因はストレスです。具体的には、ストレスを感じたときに分泌《ぶんぴつ》されるストレスホルモンということになります。

ストレスホルモンは、いささか面倒な手順によって分泌されます。まずは、そのしくみについて簡単に説明しましょう。

わたしたちがストレスを感じたとき、まず脳の視床下部でCRH（副腎皮質《ふくじんひしつ》刺激ホルモン放出ホルモン）というホルモンが分泌されます。このホルモンの刺激によって、今度は脳の下垂体《かすいたい》から、ACTH（副腎皮質刺激ホルモン）というホルモンが分泌されます。

そしてACTHが副腎皮質に働きかけて、グルココルチコイド（主にコルチゾール）という種類のストレスホルモンが分泌されることになります。以上をまとめてみると、「CRH→ACTH→ストレスホルモン」という流れになります。

もちろん、ストレスを感じたときに分泌されるのですから、ストレスホルモンにはストレス緩和の作用があります。循環系を活発にして、エネルギー産生を高めるなど、生体防御の役割を果たします。つまり、ストレスから身を守るためにストレスホルモンが分泌されるのです。

しかし、長期間にわたってストレスを感じ、ストレスホルモンが過剰に分泌されてしまうと、新たな問題が発生します。

なんと過剰なストレスホルモンは、海馬を攻撃するようになるのです。

実際に、PTSDを患《わずら》ったベトナム戦争の帰還兵は、海馬に萎縮《いしゅく》がみられることが確認されています。もちろん、海馬が萎縮すれば記憶力は低下します。さらには、ストレスホルモンが増えると、うつ状態になってしまうことも確認されています。

このようにストレスホルモンとは、脳にとって「諸刃《もろは》の剣」となってしまう、恐ろしい存在なのです。

ベトナム戦争の帰還兵は極端な例ですが、わたしたちがストレスをため込み、脳が過剰なストレスホルモンに満たされてしまえば、まず最初に狙《ねら》われるのは、抵抗力の弱い海馬の新生ニューロンになります。

そうすれば、せっかく生まれた新生ニューロンは次々に死んでしまって、結果として脳の老化を加速させることになるでしょう。

ストレスとは、ただ精神的に苦しいだけでなく、脳の神経細胞レベルで考えても危険な状態なのです。

ただし、現在ではストレスホルモンへの対抗手段も数多くわかってきています。

最も簡単なのは、ストレスを感じない生活を送り、上手なストレス発散法を見つけることでしょう。他にも、ストレスホルモンそのものの分泌を抑える、という手立てもあります。

社会的なストレス要因が増えてくる中高年層ほど、ストレス対策が大切になってくるはずです。

抗ストレスの特効薬

ストレスのない生活を送ることは、普通に考えられる以上に難しいものです。たとえば、ストレスを感じないように、何もせずじっとしているとします。ところが、この「何もしない」という状態さえも、脳にとってはストレスとなってしまいます。目標や報酬が見えないと、脳は喜びません。ですから、ただじっとして部屋にこもっているだけでは、余計にストレスをためることになるのです。

そこで、まずは「ストレスホルモンの分泌を抑える」という視点に立って考えてみることにします。

最初に考えたいのは「脳のどこでストレスが生まれるのか」という点です。もう少し正確にいえば「ストレスホルモンの源は、脳のどこにあるのか」となるでしょう。

先に、ストレスホルモンが分泌される「CRH→ACTH→ストレスホルモン」という流れを見ました。ここから、最初のCRHをうまく抑えることができれば、ストレスホルモンは分泌されなくなることがわかります。

CRHが分泌されるのは、脳の視床下部という場所です。これは、別名「ホルモンの中枢《ちゅうすう》」とも呼ばれる場所で、CRH以外にも性ホルモンや成長ホルモンなど、多くのホルモンを産生・分泌しています。

そして興味深いことに、脳細胞の成長因子「BDNF」（3章参照）がたくさん増えると、CRHの分泌が抑制されることが明らかになってきました。

たとえば、マウスの脳にCRHを注射すると、ストレスホルモンが増えて、うつ状態になってしまいます。そこで海馬にBDNFを注射すると、海馬の働きが高まってうつ状態を脱することが確認されているのです。

他にも、有名な抗うつ剤に「プロザック」という薬があります。

この薬の薬効を詳しく調べてみると、海馬の中でBDNFを増やす働きがあることがわかってきました。もともとプロザックは「うつ病の原因はセロトニン不足にある」という学説に基づいて、セロトニンという脳内物質を増やす目的でつくられた薬です。しかし、もしかするとBDNFの力が働いていることも、大きく影響しているのかもしれません。

ともあれ、ストレスホルモンを抑える「特効薬」は、BDNFであることがわかりました。BDNFは、新生ニューロンのエサでもありながら薬でもある、非常に重要な物質なのです。

BDNFを増やすのに効果的なのが、ジョギングやウォーキングなどの適度な有酸素運動です。

これがあまり激しいスポーツになると、逆にストレスホルモンの分泌を促進してしまいます。たとえば、よくスポーツの世界で「アドレナリンが分泌されて」という話が語られますが、アドレナリンは脳に直接働きかけるものではないものの、ストレスホルモンの一種です。激しいスポーツをすると、グルココルチコイドなども分泌されることが知られています。

ですから、わたしは駅から大学までの2キロメートル弱の道のりを、いつもウォーキングで通勤することにしています。日常のストレスは、こうした小さな習慣によって解消できるはずです。

また、仕事でイライラがたまってきたら、気持ちを切り替えてちょっとした運動をしてみるといいでしょう。気分転換にもなりますし、軽く汗をかくくらいの運動をすれば、ＢＤＮＦが増えてストレスホルモンの分泌を抑えることができます。

さらに、ＢＤＮＦを増やすためには、性ホルモンの分泌が大切なこともわかってきました。性ホルモンの分泌によって海馬の働きが高まると、ＢＤＮＦが増えていくのです。また、性ホルモンは視床下部に直接働きかけて、ＣＲＨの分泌を抑えることも確認されています。

性ホルモンを分泌させるには、とにかく恋をすることです。

恋をすれば、ストレスホルモンの分泌を抑え、ストレスや脳の老化を食い止められるのです。

恋をしている女性はキレイだとか、恋は若さの妙薬だなどといわれますが、これらは俗説ではなく、科学的な根拠のある話なのだと考えましょう。

いつまでも恋心を失わず、適度な運動を続けていくことが、脳のアンチエイジングをサポートしてくれます。

悩みやストレスの正体は?

　わたしたちは、嬉《うれ》しいことがあると自然に笑顔になり、心がウキウキしてきます。そして悲しいことがあると涙が出て、気分は落ち込んでしまいます。また、ストレスを感じると、イライラして集中力がなくなってしまうものです。

　こうした「ウキウキ」や「イライラ」といった気分は、どのように発生しているのでしょうか。

　これは、いかにも心の問題のように思われますが、科学的に説明することのできる話なのです。

　たとえば、嬉しいとき、興奮したときには脳の中でドーパミンという脳内物質が分泌されています。これはわたしたちの感情に深く関わる物質で、難病のひとつとして知られるパーキンソン病は、ドーパミンの分泌量が極端に少なくなることに原因があると考えられています。このため、パーキンソン病の患者は表情が乏しく、うまく感情を表現することができなくなっていきます。

また、ストレスを感じたときには、グルココルチコイドなどのストレスホルモンが分泌されます。

そして、ドーパミンやグルココルチコイドなどで高ぶった心を上手にコントロールしてくれるのが、セロトニンです。

セロトニンは、バランスが大切な脳内物質で、多すぎても少なすぎてもいけません。減りすぎるとやる気が出なくなって、前向きな考え方ができなくなります。また、増えすぎると、今度はGABAという抑制性の伝達物質が少なくなってしまいます。

GABAとは、興奮を抑制する働きがある脳内物質です。たとえば、睡眠薬の多くはGABAを活性化させて、心を平穏にして眠りに導くようになっています。

こうして考えると、わたしたちの「心」は、かなりの部分が脳内物質によって説明できることがわかります。

たとえば、仕事でミスをするのは、大脳皮質や海馬の問題となるでしょう。しかし、ミスしたことによって「落ち込む」のは、脳内物質の働きなのです。

そして、ここで知っておいていただきたいのは、老化と脳内物質の関係です。

加齢とともに、わたしたちの脳内物質は分泌量が低下していきます。特に顕著なのが、性ホルモンや成長ホルモン、それからドーパミンなどの低下です。

他にも、セロトニン、アセチルコリン、ノルアドレナリンといった脳内物質も、加齢によって減少していく傾向にあります。それまでうまく保たれていたバランスが、徐々に崩れていくのです。

そうすると、これら脳内物質はわたしたちの「心」と直結しているわけですから、心のバランスまでおかしくなっていくことになります。

この代表的な例が、性ホルモンの減少によって生じる「更年期障害」です。かつては女性特有の症状と思われていましたが、最近では男性でもみられることが認知されてきました。

さて、精神科のお医者さんが処方する薬というのは、ほぼすべてがこれらホルモンや脳内物質の流れを調整する薬となっています。

つまり、不安や孤独、ストレスといった心理状態は、ホルモンで語ることができるし、ある程度はホルモンで解決することができるわけです。実際、アンチエイジングの盛んな米国では、ホルモン療法が積極的に取り入れられています。

ただし、本書でわたしがおすすめしたいのは、性ホルモンを注射するといった乱暴なものではありません。あくまで自然なかたちでホルモンや脳内物質の減少を食い止めたり、あるいはこれらの分泌《ぶんぴつ》を促していくという考え方です。

ホルモンや脳内物質は、脳の視床下部や脳幹といった場所でつくられています。だったら、視床下部や脳幹を鍛えてやって、若返らせればいいのです。手順としては遠回りかもしれませんが、長い目で見ればずっと安全で、健康的なアプローチだといえるでしょう。

視床下部の鍛え方

視床下部は、ホルモンの分泌をコントロールする「内分泌系」の中枢と、内臓などの働きをコントロールする「自律神経系」の中枢という2つの役割をもつ、非常に大切な存在です。ですから、もしも加齢によって視床下部が衰えてきたら、心身のバランス全体に大きな影響を与えてしまいます。

さて、その視床下部を鍛えるためのポイントは、大きく3つ挙げられます。「恋愛」と「運動」、そして「適度な空腹」です。

まず、恋愛について簡単にご説明しましょう。すでにお話ししたように、視床下部は、性ホルモンの分泌をコントロールしている場所です。このため、恋をすればするほど活性化し、もっと性ホルモンを分泌しようと働いていくことになります。

続いて運動ですが、視床下部はストレスに対して真っ先に反応する場所ですから、適度な運動をしてBDNFを増やし、抗ストレス力を高める必要があります。

そして、最後にくるのが適度な空腹、ということになります。

マウスやハエなどの実験で、エサを好きなだけ食べさせて育てるよりも、カロリーを制限して育てたほうが寿命が伸びることは、半世紀以上も昔から指摘されていました。専門家の間で「ハングリーマウス」として知られる現象です。

そして、マウスを使った近年の実験によると、毎日エサを与えているマウスに比べて、2日に1回しかエサを与えていないマウスのほうが、海馬のBDNFが1・5倍も増えていることが確認されたのです。

また、長寿の秘密としては、カロリー制限によって体内の活性酸素が抑えられる、という説も出ています。

ともあれ、カロリー制限によってBDNFを増やせるというのは朗報です。

無理なダイエットをする必要はありません。しかし飽食の時代と呼ばれる現在、適度なカロリーコントロールは視床下部にとってメリットがあるだけでなく、生活習慣病の予防にとっても、大切なことです。

恋愛と運動、そしてカロリーコントロール。この3つを意識しながら、視床下部を若返らせていきましょう。

人生の3分の1も眠る理由

疲れやストレスを解消するのに、最も有効な手段は睡眠でしょう。

わたしたち人間は、1日のおよそ3分の1を眠りに費やします。当たり前の話ですが、これは人生の3分の1は睡眠である、ということです。自然の摂理から考えて、もし睡眠に価値がなければ、こんなにたくさん眠るはずがありません。睡眠とは、人生の3分の1も費やさなければならないほど、大切なものなのです。

もし、十分な睡眠を取らなければ、脳は大きなダメージを受けることになります。マウスの実験では、72時間眠らないでいると、海馬の神経細胞の可塑性《かそせい》がほとんどゼロになることがわかっています。マウスと人間とでは睡眠時間が違うので、安易な比較はできませんが、眠らないことが脳にとって大変な負担になることは容易に推測できるものです。

さらに、カリフォルニア大学のデュルモンド博士らは、ボランティアの学生を使って、算術計算の実験を行いました。すると学生たちは、たったひと晩寝ないだけで、正解率が著しく低下したのです。しかも、この算術計算とは、簡単な足し算や引き算だったというから驚きです。また、寝不足になると海馬の活動が低下して、言語学習能力も鈍くなることがわかっています。

もっとも、睡眠不足で思考力が低下することは、これらの実験データを引き合いに出さなくても、多くの方が経験済みかもしれません。

さて、それにしても人生の3分の1というのは長い時間です。仮に100年の人生とすれば、30年以上も眠っていることになります。こうして数字にしてみると、もったいないと感じる方もいるでしょう。

かのナポレオンは、1日に3時間しか眠らなかったという逸話が残されています。もしも彼と同じように、毎日の睡眠時間を短くできたら、もっと時間を有効に使えそうな気がするかもしれません。しかし、それは大きな間違いなのです。

わたしたちが眠っているとき、脳はただ休んでいるわけではありません。眠っている間にも、せっせと活動しているのです。

睡眠時間を削ることは、こうした脳の活動を奪ってしまうことになります。

そこで、睡眠のしくみについて簡単に説明しておきましょう。

まず、睡眠は大きく2つの種類に分けられます。深い眠りである「ノンレム睡眠」と、浅い眠りである「レム睡眠」です。この2つの波がおよそ90分周期でやってくるのが、睡眠のパターンとなっています。

レム睡眠とは、英語でREMと表記されるもので、Rapid Eye Movementの略称です。直訳するなら「急速な目の運動」ということになります。たしかに、レム睡眠中は目を閉じているにもかかわらず、キョロキョロと眼球が動いています。

そしてレム睡眠中の脳波を測定してみると、覚醒《かくせい》時とほとんど同じ波形が見られ、じっとしているのに心拍数や血圧、呼吸が安定しません。どう見ても眠っているはずなのに、脳は起きているときとよく似た動きを見せているのです。

一方、ノンレム睡眠の間は、脳波を測定してもしっかりと休息をとっていることが確認されます。ここから、一般にノンレム睡眠は「脳の眠り」で、レム睡眠は「身体《からだ》の眠り」と呼ばれています。

そして、わたしたちが睡眠中に見る「夢」は、レム睡眠の中で見ていることがわかっています。気分的には一晩中夢を見ていたような感覚があるかもしれませんが、わたしたちはレム睡眠の間だけ夢を見ています。また、「昨日は夢を見なかった」と思われるときでも、ただ忘れてしまっただけで、必ず夢は見ているようです。

それでは、夢とはどういう現象なのでしょうか。

レム睡眠の間、脳の中では最近起こった出来事が断片的に呼び起こされます。それをランダムにつなぎ合わせ、視覚野《しかくや》で再生されたものが、夢の正体だと考えられています。夢のストーリーがしばしば奇想天外になってしまうのは、このためです。

実際に、ラットを使った実験でも、レム睡眠の最中に最近の出来事がフィードバックしていることが確認されています。

そして大切なのは、わたしたちは夢という「記憶のフィードバック作業」によって、神経細胞のネットワークを書き換えたり、強化したりして、記憶を定着させている点です。つまり、夢を見ることで記憶を整理整頓《せいとん》して、保存しているのです。

この「記憶の定着」という一点を考えただけでも、睡眠をおろそかにできない理由が理解できるのではないでしょうか。

脳は睡眠中に成長していく

レム睡眠と夢の重要性についてお話ししましたが、脳を休息させるノンレム睡眠も、非常に大切なものです。

たとえば、人間の脳の重さは、体重の約2％程度です。しかし、そのエネルギー消費量は身体全体の約20％となっています。これは、全身の筋肉が使うのとほぼ同じくらいのエネルギー消費量です。

筋肉が体重の約50％を占めていることを考えると、わたしたちの脳がどれだけ必死に働いているのか、想像がつくでしょう。しっかりとした睡眠によって、十分な休息を与えてあげることは、脳のアンチエイジングに欠かせない条件となります。

また、睡眠中には視床下部から成長ホルモンが分泌《ぶんぴつ》されることも確認されています。これはその名のとおり、育ち盛りの子どもたちの脳や身体の成長に、重要な役割を果たしている物質です。さらに、大人になってからもＤＮＡの合成や軟骨の合成など、身体の成長と修復に関わっていることがわかっています。

つまり、わたしたちの脳は眠っている間に、しっかりと休息し、成長ホルモンの働きによってメンテナンスされ、成長しているのです。

さらに、睡眠しているときには身体の活動が抑えられているので、脳にはいつも以上に栄養が行き渡りやすくなります。このため睡眠時間は、脳の新生ニューロンを増やすのに最適の時間帯となるのです。

睡眠不足に陥ると、このあたりの休息・メンテナンス作業がなされないので、脳はいつまでも疲れたままとなってしまいます。

ランチタイムに昼寝をしよう

わたしは、仕事中にストレスがたまってきたことを自覚すると、なんとか時間を見つけて昼寝をするようにしています。昼寝によって脳がリフレッシュされ、記憶力がアップすることを知っているからです。

昼寝の効果については、ハーバード大学のサラ・メドニック博士の研究結果が報告されています。

博士は、学生を集めて昼寝をするグループと、昼寝をしないグループに分けて、記憶力のテストを行いました。すると、昼寝をしないグループでは、午前9時くらいが最も記憶力が高く、その後の時間帯はどんどん記憶力が低下していきました。一方、午後2時から30分間の昼寝をしたグループは、昼以降も記憶力がほとんど低下しなかったのです。これは、30分程度の昼寝でも、記憶力に大きな影響を与えることを示しています。

博士は、ここからさらに研究を進めて、昼寝中に夢を見ている場合と、夢を見ていない場合とで差を調べてみました。そうすると、昼寝中に夢を見たケースでは、午前中よりも夜の記憶力が高まっていたというのです。

寝不足のまま、イライラした状態で仕事をしていても効率は上がりません。そんなときは、いっそ30分程度の昼寝をしたほうがいいのです。営業職や外回りの多い人なら、マッサージやリフレクソロジーなどのリラクゼーションサロンに行くのもいいでしょう。それが難しい人は、ランチタイムに喫茶店などでちょっとだけ昼寝をすればいいのです。

イライラを抱えたまま仕事をしていては、いいアイデアなど浮かびませんし、周囲の人に当たり散らしてしまったりして、人間関係にも悪影響を及ぼします。

脳のしくみさえ知ってしまえば、仕事中に昼寝をすることに、罪悪感をもつ必要はありません。むしろ「午後から思いっきり仕事をするためだ！」と考えることができるはずです。

もちろん、昼寝がストレスの緩和に役立つことは、いうまでもありません。

隠れ肥満はストレスのせい？

中高年になると、ほとんどの方に中年太りが見られるようになります。

これは身体の基礎代謝が低下したり、運動不足になったりするために起こるもので、ある程度は受け入れざるをえないのかもしれません。

ただし肥満は、見た目がカッコ悪くなるだけでなく、動脈硬化や生活習慣病を招く大きな要因になりますので、なるべく避けたいものです。

ここで、特に厄介なのが内臓の周囲にべったりと付く内臓脂肪、いわゆる「隠れ肥満」の存在です。内臓脂肪は、別名「悪玉細胞」とも呼ばれる脂肪細胞によるもので、普通の皮下脂肪よりも悪質な存在だとされています。

さて、肥満の原因として語られるものに「ストレス太り」があります。ストレスを感じると、イライラして甘いものや高カロリーな食品をたくさん食べるようになる。そのため、どんどん太っていく、という考えです。しかし、ストレスと肥満には、もっと別の関係があることがわかってきました。最近の研究によって、内臓脂肪の多い人ほど、ストレスホルモンの血中濃度が高いというデータが出てきています。

ストレスホルモンの一種である、副腎皮質《ふくじんひしつ》ホルモンのコルチゾールが過剰に分泌されると、脂肪細胞に働きかけ、内臓脂肪を蓄えさせるというのです。

つまり、いつもストレスを感じるような生活を送っていると、食事量に大きな変化がなくても隠れ肥満になってしまうことになります。

ここで思い出していただきたいのが、ウォーキングです。ウォーキングなどの適度な運動をすると、ＢＤＮＦが増加して、ストレスホルモンの分泌を抑制します。さらに、運動をしているわけですから、脂肪を燃焼していくこともできます。

脳の健康と身体の健康は、このようにして密接に関わっているのです。

ダイエット食品を食べることよりも、ほんのちょっと散歩するほうが、ずっと健康的ですし、効果も高いことが理解できるでしょう。

ストレスにならない学習法

脳の新生ニューロンを増やすのには、「学習」が大切だとお話ししました。新しいことにチャレンジして、新しいことを吸収しようとする。そんなとき、脳の海馬はθ（シータ）波に満たされて、新生ニューロンが増えていくのです。

しかし、学生時代を思い出してみると、学習（勉強）は最大のストレスでもあったのではないでしょうか。

わたしは全寮制のラ・サール校という進学校に通っていたのですが、この学校の寮は、まさに勉強をするためだけにある、軍隊の寄宿舎のような場所でした。起床時間は7時なのですが、朝の5時から勉強をしてもよいことになっています。そして夜の11時まで、びっしりと勉強時間が定められているのです。

しかし、そんな環境の中で時間いっぱいガムシャラに勉強している生徒ほど、実際の成績は振るいません。当時は不思議に思っていましたが、いまではハッキリとわかります。

睡眠時間を削ってまで勉強をしても、ストレスがたまるだけで効果はないのです。勉強をするのであれば、θ波を出すような短期集中型がベストでしょう。

さて、ちょっと脱線してしまいましたが、これはわたしたち大人にもいえることです。脳のためを思って新しい課題にチャレンジしても、それがあまりに難しいものであれば、ストレスになってしまいます。また、高すぎる目標を掲げるのも、ストレスの要因となるでしょう。

そこで大切な心構えが、脳にとって「少しだけ難しい」課題に取り組む、ということです。

たとえば、ジョギングを始めたとしても、いきなりフルマラソンを目標にしない。まずは「あの交番まで」といった身近な目標を設定します。そして慣れてきたら「次の駅まで」というように、いつも「少しだけ難しい」課題を与えるようにして、取り組んでいくのです。

また、ストレスを感じないということは、それを「楽しんでいる」ということに他なりません。ですから、趣味を見つけ、どんどん趣味の世界を広げていくのは格好の脳のトレーニングになっていくわけです。

ストレス社会といわれる現在、特に中高年層を取り巻く社会環境は厳しいものがあります。おそらく、ストレスを一切感じない生活というのは、実現不可能な夢でしょう。

ただし、ストレスをうまくコントロールして、消化していくことはいくらでも可能です。わたしたちの大切な脳をストレスから守って、しっかりとしたアンチエイジングを心がけ、若々しい脳をキープしていきたいものです。

6章　「元気な脳」のつくり方

人の幸せとは何か

わたしは自分の研究のことを、「健康脳科学」だと考えています。

つまり、病を治療するための専門的研究というよりも、「もっと健康で、もっと幸せに暮らしていくには、どうすればよいのか」ということを、脳の立場から考えていこう、というものです。

それでは、わたしたちにとっての「幸せ」とは何でしょうか。

研究を進めていくなかでわかってきたのは「幸せは、向こうから勝手にやってくる」ということです。

たとえば、わたしたちは道端の小さな草花を見て「キレイだなあ」と感じたり、カーテンを開けてまぶしい朝の光を浴びたとき「幸せだなあ」と感じることができます。

あるいは、仕事帰りに冷えたビールを飲んだときに、なによりも大きな幸せを感じることだってあるでしょう。

ところが、べつに草花や太陽が「幸せの素《もと》」というわけではありません。疲れやストレスを感じているときには、道端の草花なんて目にも入らないでしょうし、朝日を浴びても「今日も仕事か」などと、余計に暗い気持ちになってしまうはずです。ストレスのたまったときに嫌いな上司と飲むビールなんて、おいしいはずもありません。

つまり、脳が元気を失って不機嫌になっているときは、すべてが「不幸せ」に感じられ、脳が元気で機嫌よくしていると、日常のあらゆることに「幸せ」を感じることができるのです。

人生に幸せを感じるかどうかは、つまるところ「脳が元気かどうか」にかかっているわけです。幸せを決めるのは、地位やお金ではありません。どんな大金持ちの人でも、脳が元気でなければ幸せな人生を送ることはできないのです。

そこで、この章では「元気な脳のつくり方」について、かなり具体的に考えていきたいと思います。

ちょっとした心がけで脳を元気にしてやれば、幸せなんて向こうから勝手にやってきます。

毎朝のウォーキングで脳を鍛える

ジョギングやウォーキングが脳に与える影響については、何度もお話ししました。脳細胞の成長因子ＢＤＮＦが増えて、新生ニューロンを育て、ストレスホルモンの分《ぶん》泌《ぴつ》を抑える。脳を若返らせながら、ストレスを吹き飛ばしていくわけです。

そこで、ジョギングやウォーキングなど有酸素運動の効果を、もっと高めていく方法について説明しましょう。

ダイエット目的でジョギングを始める方のなかには、フィットネスジムに通ってランニングマシンを使われる人も多いようです。あのベルトコンベアのような機器ですね。脂肪を燃焼するためにはこれでもかまわないのですが、脳を鍛えるという意味では、ちょっともったいないのです。

理由は、睡眠との関係にあります。

わたしたちの頭の中には、ほぼ24時間周期で睡眠と覚醒《かくせい》を繰り返す「体内時計」と呼ばれるものがあります。これは実際に時計が頭に入っているわけではなく、メラトニンという脳内物質の分泌によってコントロールされています。俗に「睡眠ホルモン」とか「時計ホルモン」とかいわれる脳内物質です。

メラトニンは、脳の奥深くにある「松果体《しょうかたい》」という場所から分泌されています。その流れを簡単に見ておきましょう。

まず松果体が、視《し》交叉《こうさ》上核《じょうかく》という場所を通じて朝のまぶしい光をキャッチします。そして、その約14時間後にメラトニンを分泌させます。

これによって、たとえば朝の7時に起きて太陽の光を浴びていれば、夜の9時くらいにメラトニンが分泌されはじめ、徐々に眠くなってくるのです。

ここで大切なのが、「太陽の光を浴びる」ことです。

家庭用の蛍光灯と太陽光では、明るさがまったく違います。たとえば、曇りの日であっても、太陽光は蛍光灯の10倍も明るいのです。

ですから、たとえ蛍光灯がある部屋でも、そこから一歩も出ずに過ごしていたら、松果体は光をうまくキャッチできず、メラトニンが十分に分泌されなくなります。その結果しっかりとした睡眠がとれなければ、脳は大きなダメージを受けることになります。

その一方、朝からウォーキングをしたらどうなるでしょう。

松果体は存分に太陽の光を浴びて、夜にはたくさんのメラトニンを分泌します。また、有酸素運動の効果によって脳が活性化され、一日の仕事も思いっきりはかどるでしょう。一石二鳥とはこのことです。

早起きして運動するのがつらいのであれば、通勤時間を利用しましょう。自宅の最寄り駅ではなく、もうひとつ先の駅までを歩くようにする。あるいは、会社の最寄り駅よりひとつ前で降りて、そこから歩いて通勤する。

そんな小さな習慣をつくっていくだけで、毎日の生体リズムを整えて、脳をどんどん元気にしていくことができます。

朝日を浴びて歩くのは、気分的にも本当に気持ちのいいものなのです。

老化の元凶「活性酸素」とは

このところ、健康をテーマとするテレビ番組が増えてきました。

この食品を食べるとダイエット効果がある、あの果物には肌をキレイにする効果がある、といった調子で多くの健康食品が紹介されています。

そして、よく耳にするのが「抗酸化物質」という言葉です。抗酸化物質が健康にいい、ということは知っていても、具体的に「抗酸化」とはどういうことなのか、あるいは抗酸化物質がなぜ身体《からだ》にいいのかは、よく理解できていない方が多いのではないでしょうか。

これは脳や身体のアンチエイジングとも深く関わる話ですので、まずは「抗酸化物質」の前提となる「酸化」について考えてみたいと思います。

抗酸化、とは「酸化に対抗する」という意味です。そして酸化といえば、まず思い浮かぶのが鉄のサビでしょう。鉄は、放っておくと空気中の酸素と結びついてサビをつくります。いわゆる酸化鉄という状態になるのです。

それでは、わたしたちの身体もサビついていくのでしょうか。「サビ＝酸化」という意味では、答えはイエスということになります。難しい話なのですが、なるべく簡単に説明しましょう。

まず、わたしたちは呼吸によって体内に酸素を取り込んでいます。そして細胞の中に入ってきた酸素は、ミトコンドリアによってエネルギー（ATP）をつくるのに使われます。

このときのミトコンドリアを、わかりやすく火力発電所にたとえるなら、燃料（糖分や脂肪）を燃やして電力（エネルギー）を得るために、酸素が使われるわけです。人間にとって、酸素は欠かせません。

しかし、このとき一部の酸素が「活性酸素」というパワーアップした酸素に変わって、細胞の外へと出ていってしまいます。これは健康な人であっても、呼吸で取り込んだ酸素の2～3％が活性酸素に変わってしまうとされています。

さて、この活性酸素には二面性があります。

ひとつは、強力な免疫《めんえき》作用です。たとえば血液中の白血球は、活性酸素を放出することでバクテリアなどの外敵を殺そうとします。適度な活性酸素の存在は、わたしたちの健康を守るのに欠かせないのです。

ただし、活性酸素は酸化作用があまりに強力なので、遺伝子（DNA）の核酸を酸化させて変質させてしまったり、細胞膜を酸化させて細胞を破壊してしまったりと、恐ろしい側面ももっているのです。これは、まさにサビと同じような状態です。

そして、こうしてDNAや細胞が傷つけられ、破壊されていくことによって、老化が進行するのだという説が有力になってきています。

また、老化した細胞のミトコンドリアは、若い細胞よりもずっと多くの活性酸素をつくってしまうことも報告されています。こうなれば、年をとるほど活性酸素が増え、さらに老化を促進させることになってしまいます。

わたしは、老化のすべての原因が活性酸素にあるとは思っていません。

もし、老化の原因が活性酸素だけなのだとしたら、抗酸化物質を摂取することで、それこそ不老長寿ができてしまいます。とはいえ、活性酸素が老化を促進させる非常に恐ろしい要因であることは、間違いのないところです。

抗酸化物質でサビない身体を

活性酸素がそれほど恐ろしいものだとしたら、自然の摂理から考えても、人体がそんなものを放置しておくはずがありません。体内の免疫バランスをうまく保つことは、生体維持の第一条件です。

実際、わたしたちの身体の中には活性酸素に対抗する物質が、あらかじめ用意してあります。これは「SOD（スーパーオキシドディスムターゼ）」という酵素で、代表的な活性酸素である「スーパーオキシド」と結びついて、無害な水に還元される働きをもっています。

ただし、SODの働きは20代くらいをピークにどんどん衰えてくることがわかってきました。つまり、年をとっていくほど、活性酸素の働きを抑えられなくなってくるのです。

そこで注目されるようになったのが、抗酸化物質です。SODが衰えるのなら、食べ物を通じて抗酸化物質を体内に送り込めばいい、という考え方になります。

有名な抗酸化物質としては、ポリフェノールがあります。ポリフェノールとは、抗酸化作用をもった植物成分の総称です。緑茶などに含まれるカテキン、ブドウに含まれるアントシアニン、松の樹皮に含まれるフラバンジェノールなどがよく知られています。

どうして植物がポリフェノールをもっているのかというと、話は簡単です。植物たちも光合成の過程で活性酸素を生み出し、それに悩まされているのです。このため、抗酸化作用をもつポリフェノールを生体内にもち、対抗していることになります。

また、ポリフェノールなどの抗酸化物質は、血液をサラサラにする働きももっています。というのも、血液中に活性酸素が増えてくると、白血球の粘着度が高まり、赤血球の形が変化して、血小板が凝縮しやすくなります。つまり、血液は酸化することでドロドロの状態になっていくのです。

血液がドロドロになると、血管が詰まりやすくなって、心筋梗塞《しんきんこうそく》や脳梗塞を引き起こしてしまいます。ポリフェノールを上手に摂取することは、こうした病を防止するためにも重要なのです。

この点については、おもしろい報告があります。

一般に「フレンチ・パラドクス」と呼ばれるもので、フランス人は肉やバターなどコレステロールの高い食事をしているわりには、心筋梗塞や脳梗塞にかかる人が少ない、という不思議な現象です。これは多くのフランス人が食事と一緒に赤ワインを飲んで、たくさんのポリフェノールを摂取しているからではないか、と考えられています。

これについては、わたしたちの研究室で実験を行ったことがあります。

強い抗酸化作用をもつポリフェノールのひとつ、フラバンジェノールを含んだお茶による実験です。

実験には12頭のマウスを使用しました。この12頭を、フラバンジェノールの原液を飲ませるマウス、フラバンジェノール入りのお茶を飲ませるマウス、水を飲ませるマウスに分け、それぞれを一週間飲ませ続けました。

そしてこれら12頭のマウスの血液内に特殊な物質を注射します。これは、強い光を当てると化学変化が起きて、血液をドロドロにさせる物質です。こうすると、脳の部分にスポットライトのような強い光を当てたとき、その部分に血栓ができて脳梗塞の状態になるのです。

その結果、フラバンジェノール入りのお茶を飲んだマウスのほうが、水を飲んだマウスよりも脳に血栓ができにくいことがわかりました。さらに、原液を飲んだマウスの場合、水を飲んだマウスに比べて虚血エリア（血液が流れていかず組織が死滅した部分）が半分以下だったのです。

ポリフェノールを摂取することは、血液をサラサラにして、脳梗塞までも予防してくれるわけです。

ちなみに、ポリフェノールとは植物の色素や苦み、渋みの成分です。ですから、日常の食事のなかでたくさんポリフェノールを摂取したいと思うなら、ワインの色やお茶の苦みをひとつの目安にするといいでしょう。

わたしも、ポリフェノールの研究をするようになってからは、積極的に赤ワインを飲むようになりました。重い口当たりの赤ワインは、慣れてくると本当においしいものです。

キーワードは「ベリー類」

ポリフェノールを多く含む食品として、赤ワインや緑茶は有名ですが、他にはどのようなものがあるのでしょうか。

このあたりの研究は、健康大国アメリカで盛んに行われています。さまざまな植物や果物を採取して、それぞれのポリフェノール含有量が測定されています。

そんな研究データを眺めていたら、おもしろいキーワードが出てきました。

それは「ベリー」です。

つまり、ブルーベリーやラズベリー、クランベリー、エルダーベリー、またカシスやイチゴもベリー類になります。これらベリー類は、総じて他の植物や果物よりもポリフェノールを多く含むことがわかっているのです。

さらに、ベリー類はポリフェノールを多く含む皮まで一緒に食べることができる、というメリットがあります。皮や種を一緒に発酵させる赤ワインのほうが、果実のみ発酵させる白ワインよりもポリフェノールが豊富です。ですから、これからは「ベリー」をキーワードに、さまざまな果物を探してみてください。

また、皮ごと食べるという意味では、レーズンやプルーンも見逃せません。ベリー類の果実は、日本では手に入りにくいものもありますが、レーズンなどはどこでも手に入るでしょう。甘みもあって食べやすいものですし、おやつ代わりとして日頃から食べるといいと思います。

この他、意外なところではバナナやマンゴーなどの果物にも多くのポリフェノールが含まれています。

そして、ポリフェノール以外の抗酸化物質としては、ビタミンEやビタミンCが有名です。特にビタミンEの抗酸化作用は強力で、俗に「若返りのビタミン」とも呼ばれるくらいです。

ビタミンEを多く含む食材としては、緑黄色野菜や豆類などが挙げられます。サプリメントで摂取することもできますが、ビタミンEは脂溶性のビタミンですので、食後に飲むとか、牛乳と一緒に飲むなどの工夫をしたほうが効果は高いでしょう。

魚を食べると頭がよくなる?

脳を鍛える栄養素として、魚の脂《あぶら》に多く含まれるDHA(ドコサヘキサエン酸)やEPA(イコサペンタエン酸)を思い浮かべる人は多いのではないでしょうか。そういえば以前、「魚を食べると頭がよくなる」というヒット曲もありました。

たしかに、神経細胞の先にあるシナプスにDHAが運ばれると、シナプス膜が柔らかくなって神経伝達の速度や効率がアップすると考えられています。それがそのまま「頭がよくなる」ことにつながるかどうかは不明ですが、脳にとっていい効果をもたらすのは間違いがないようです。

さらに、DHAやEPAには、血液をサラサラにする効果があることがわかっています。

この好例が、グリーンランドのイヌイットたちです。彼らは、DHAやEPAを多く含む海獣を食糧にすることで、肉食中心の生活でも心筋梗塞や動脈硬化などの心疾患を防止できていると考えられているのです。

最近は、日本人の食生活も欧米化が進んできました。魚介類中心だった食生活が、だんだんと肉食中心になっています。肉に含まれるアラキドン酸も、ＤＨＡと同じくシナプスを柔らかくする効果がありますが、コレステロールに弊害が多いのはみなさんご存じのとおりです。

また、梅干しに含まれるクエン酸や、納豆に含まれるナットウキナーゼという酵素にも、血液をサラサラにする効果があります。他にも、そばに含まれるルチンというポリフェノールには、高い抗酸化作用があります。長寿国日本の和食は、アンチエイジングにぴったりな食習慣なのです。

そこで、たとえばお昼ご飯は、洋食でなく和食にする。定食屋さんに入って、魚介類と野菜の、バランスのいい食事をとる。おそば屋さんでは、なるべくうどんよりもそばを注文する。

こうした食習慣を意識するだけでも、脳や身体に与える影響は非常に大きいと思います。和食の素晴らしさを、あらためて実感しましょう。

アミノ酸をとって脳力アップ！

この数年、アミノ酸飲料が人気を呼んでいます。もともとはスポーツ選手の間で「アミノ酸を摂《と》るとよく動ける」「疲れが残らない」などと話題になり、それが一般にも広がってきたということだそうです。

わたしも、疲れを感じたらアミノ酸サプリメントを飲むことにしています。肉体を酷使するスポーツ選手ではないので、劇的な効果を実感するまでには至りませんが、なんとなく疲れがとれるような気がするものです。

わたしたちの身体《からだ》は、数万種類のタンパク質によって構成されています。そして、このタンパク質すべてが、20種類のアミノ酸の組み合わせによってつくられています。つまり、アミノ酸とは身体のタンパク質を構成する最小単位なのです。

20種類のアミノ酸には、それぞれ役割があり、身体にとっても、そして脳にとっても重要な存在となっています。

たとえば、アルギニンというアミノ酸は血管を拡張させる働きがあります。アルギニンが体内に入ると、血管が拡張され、血流がよくなります。

そして、最近の研究で、脳の毛細血管の周辺には、血管を収縮させるための筋肉があることがわかってきました。つまり、アルギニンを摂取していくことで、脳の血管が拡張されて、脳へ酸素や栄養素が行き渡りやすくなるのではないか、と考えられるのです。まだ実証できる段階にまではいっていませんが、これは脳のアンチエイジングに大きな期待を抱かせる説です。

また、ロイシン、イソロイシン、バリンという3つの分岐鎖アミノ酸は、筋肉の主成分であるタンパク質を増やす働きがあり、運動には欠かせないアミノ酸です。

ただ、このように20種類のアミノ酸をひとつずつ勉強して、それぞれの摂取方法を考えるのは難しいでしょう。

そこで利用していただきたいのが、各種のアミノ酸サプリメントです。

スポーツ選手向けに開発されたものが多くなっていますが、もちろんすべての人のアンチエイジングにとって有効です。特に、カロリーの低い粉末タイプのサプリメントをおすすめします。

脳との上手なつき合い方

子どもはみんな「早く大きくなりたい」と思うものです。

大人になったらプロ野球選手になりたい、大きくなったら飛行機を操縦してみたい、車を運転してみたい。そのような夢をもって、子どもたちは育っていきます。

それがある程度の年齢になると、「これ以上年をとりたくない」と感じるようになってきます。女性なら20代くらいで感じるのかもしれませんし、男性でも40歳を目前に控えたあたりから感じ始めるかもしれません。意識のうえでの老化は、こうしたときにスタートするのでしょう。

肉体的な衰えについては、意識しやすいものです。学生時代の自分と現在の自分が駆けっこをしたら、どう考えても学生時代の自分に軍配が上がります。若いころの写真を見ても、いかにも元気で活発な表情を見せている自分がいるかもしれません。

しかし、脳の老化についてはどうでしょうか。物忘れや気力の低下など、年をとったと感じる機会も多いかもしれませんが、それはさほど重要な問題ではありません。

脳は加齢によって確実に「変化」していきますが、必ずしも「老化」していくわけではないのです。

経験を積み重ね、ネットワークが強化された大人の脳は、多くの点で若い世代に勝っています。

その前提を理解したうえで、脳のアンチエイジングを実践していきましょう。脳は意識の持ち方によって、いかようにもコントロールされます。「もう年だから」と諦《あきら》めているようでは、本当に老《ふ》けていくだけです。

運動、恋愛、食事、意識の持ち方、記憶の方法や手順、そして新生ニューロンの増やし方など、本書ではさまざまなアンチエイジング習慣を紹介しました。

これらをしっかりと理解して実践できれば、きっと脳は若返っていきます。そして、子ども時代と同じように年をとることに、一切のストレスを感じなくなるはずです。むしろ、来年の自分が楽しみになってくるかもしれません。

脳という「もう一人の自分」を上手に育て、夢と活力に満ちた人生を歩んでいきましょう。

おわりに「脳をペットのように育てていく」

脳とは何かを考えるとき、よくたとえられるのがコンピュータです。

最近では、ほとんどのビジネスマンが会社でパソコンを使いこなし、また小学生から高齢者まで、多くの人が家庭でパソコンを利用しています。おかげでパソコンのしくみについての知識も広まってきました。

キーボードやマウスによる「入力」、CPU（中央演算装置）による「計算」、ディスプレイやプリンタへの「出力」、そしてハードディスクへの「保存」。

これらは、まさしく脳の基本的な役割と同じものです。頭蓋骨《ずがいこつ》の中に隠れている脳を専門用語で語っていくより、目に見えて手で触れることのできるコンピュータに置き換えて説明したほうが理解も早いでしょう。わたし自身も、しばしばコンピュータを例に脳の話をすることがあります。

しかし、ここではあえて別の立場に立ってみましょう。

特に脳のアンチエイジングを考える場合、安易に「脳はコンピュータのようなもの」と考えてはいけません。

なぜなら、脳とはコンピュータのような「機械」ではなく、どこまでもデリケートな「生《なま》もの」だからです。この視点を抜きにして、脳のアンチエイジングを考えることはできません。

コンピュータであれば、CPUの処理速度を上げたり、ハードディスクの容量を増やしたりすることが、そのまま能力のアップにつながります。

しかし、「生もの」である脳の場合は、やみくもに能力アップを図るだけではいけないのです。そんなことでは、すぐに脳がパンクしてしまいます。

脳には十分な休息が必要になりますし、リフレッシュさせてやることも大切です。また、脳はコンピュータのハードディスクやメモリと違って、脳そのものを「増設」することはできません。ですから、何かを付け足すのではなく、「もっている力を引き出す」という考え方が大切になります。

脳とは、とっても傷つきやすい、そして日々変化していく、「コンピュータのような生もの」なのです。

たとえば、胃の調子が悪いとき、わたしたちは痛みやむかつきによって、すぐにそれを察知することができます。そして「ゆうべお酒を飲み過ぎたせいだ」とか「胃薬を飲もう」などと考えることができるわけです。

ところが、脳になると、なかなかこうはいきません。

なぜなら、脳は臓器ではなく、中枢《ちゆうすう》神経系（脳と脊髄《せきずい》）という神経の延長です。このため、痛みを感じる知覚神経が通っていないのです。頭蓋骨を開いて、脳にナイフを刺したとしても、脳はまったく痛みを感じません。

わたしたちは、身体《からだ》の一部分に痛みや疲れを感じると、そこを大切にしようと思うことができます。痛みによって、胃という臓器の存在を感じ、それを客観視できるのです。

しかし、脳については痛みや疲れを直接的に実感できないので、なかなか客観視することができません。「自分の頭の中に脳というモノがある」ことを実感しながら生きるのは、けっこう難しいのです。

ここで、脳はコンピュータのようなもの、と考えてしまうと、ますます脳を大切にしようという意識が薄まってしまいます。

そうではなく、脳は「頭の中にいるペットのようなもの」と考えてみてください。

脳というペットを、頭の中で飼育してるんだ、と考えるのです。

ペットは生き物ですから、当然しっかりとエサを与えなければなりません。また、いつも働かせていてはペットが弱ってしまいます。適度な休息を与えることも必要でしょう。

運動させることも大切ですし、生殖期になればペアになる異性を見つけてあげることと、恋をさせることも忘れてはなりません。たっぷりと愛情を注いで、いつもストレスのない、快適な環境を整えてあげるわけです。

こうした気持ちをもって脳をかわいがってあげると、脳はどんどん成長していきます。いつまでも若々しく、元気な状態をキープできるのです。

これからは、ちょっと視点を変えて脳を育てていきませんか？

文庫版あとがき

これまで、頭のはたらきは、年をとるほど、衰えていくばかりだと考えられてきました。「脳の細胞は一日に10万個ずつ死んでいく」という俗説が、あまりにも広まりすぎたからなのかもしれません。しかし、この考えは実験的な根拠に乏しく、今やこの説を信じている科学者はほとんどいません。確かに、年をとるにつれて、脳細胞が減っている脳の場所もないわけではありません。しかし、多くの場所では、脳細胞はほとんど減らないことが、その後の研究で次々に明らかになってきています。

最近の研究結果は、衰えるというよりはむしろ、脳が成長を続けていることを示しています。どんなに年をとっても、脳の中では、新しい神経細胞が生まれ、日々、新しい脳回路が作られています。60歳以上の方でも、学習訓練をすることによって、その学習に関係する脳の場所が、広がっていることが示されています。脳は、うまく使っている限り、年をとるほどにどんどん良くなっていると断言できるのです。

私は、この10年間、「大人の脳の中でどういう風にして新しい神経細胞が生まれているのか?」「どうすれば、この神経細胞の数を増やすことができるのか?」「この新しい神経細胞には、どんなはたらきがあるのか？」「年をとるにつれて、新しい神経細胞は減ってしまうのか？」など、皆さんからの質問に答えたくて、研究を続けてきました。

特に、どんなに年をとっても新しい神経細胞は生まれているけれども、その数は若いころの100分の1程度でしかない、という高齢の動物研究から得られた結果は、私たちを少しがっかりさせるものでした。だとしたら、この新しい神経細胞のもとになる神経幹細胞の数も高齢になると100分の1に減ってしまうのか。たぶん、そうなっているに違いないと多くの研究者たちは推測していました。しかし、別の可能性も考えられました。神経幹細胞の数は、若いころと同じだけある。けれども、神経細胞になる割合が年をとるとともに減る傾向になっているのかもしれない、と。

これまでに、老齢のラットやマウスなどを用いて、年齢を重ねるごとに神経幹細胞の数がどのように変化していくかについて、研究が行われてきました。その中には、「加齢によっても神経幹細胞数は変化しない」ことを示す結果がある一方、逆に「加齢によって神経幹細胞の数が劇的に減少する」ということを示唆《しさ》する結果も得られ、実は、研究上の大きな論争になっていました。異なる結果が得られてきた原因に、老齢の動物でも学習能力が高い個体ではニューロン新生の程度も高く保たれているため個体間のばらつきが大きくなってしまうことや、神経幹細胞を調べる方法が研究グループによってまちまちであること、などがあげられました。

私たちが一番知りたいことは、ヒトにおいて、どうなっているのかということですね。直接、ヒトで調べることは、この場合少し難しいことになります。脳組織を取り出して研究しなければならないからです。それでは、ヒトを含めた霊長類（サル類）においては、年をとるに従って、神経幹細胞の数はどのように変化しているのでしょうか？　霊長類の寿命（サル類で30〜40年、ヒトで70〜85年）は、齧歯類《げっし》（ラットやマウス）の寿命（2〜3年）に比べ、圧倒的に長いことが知られています。一口に加齢といっても、霊長類と齧歯類では、時間軸が大幅に違うわけです。そこで、私たちは、「霊長類において、加齢に伴い神経幹細胞の数はどのように変化しているのか」を明らかにするために、飼育施設の協力を得て、老齢のサルを用いた研究を実施しました。

動物種間の違いを調べるために老齢のマウスも同じように調べました。その結果は、私たちに大いに勇気を与えるものでした。サル、マウスいずれの動物においても、神経幹細胞の数は、いくら年をとっても比較的保存されていることがわかったからです。20歳を超えた老齢のサルでは、1個体当たり、7万個を超える神経幹細胞を有していることがわかりました。この数は、5歳あたりの若いサルに比べると、半数程度であることがわかりました。

このように、霊長類においても、神経幹細胞はどんなに年をとってもかなりの数が保存されていることがわかりました。さらに詳しく調べることによって、神経幹細胞からニューロンになる割合が、年をとると減る傾向にあること。しかし、生活習慣を改善することでニューロンになる割合を増やしていけること。この3つの点が、今回の研究から、初めてわかってきました。

特筆すべき点は、老齢のサルにおいては、個体により学習成績に大きなひらきがあったことです。そして、学習成績とニューロン新生の程度には、相関性があることが示されました。つまり、学習成績が良いサルのほうが、新生ニューロンも多いことがわかってきました。この結果は、2008年度日本神経科学大会で発表するとともに、新聞紙面においても紹介され、その後大きな反響を得ることができました。

この老齢のサルを用いた研究は、ヒトにおいても、どんなに年をとっても神経幹細胞は保存されていることを強く示唆しています。加齢によって、新生ニューロンが生まれにくい状況になっているのかもしれません。しかし、本書で紹介した、生活習慣の様々な改善によって、ニューロン新生の程度を高めることができます。ニューロン新生の程度を高めることで、記憶力の改善が可能になり、しかも感情の調節がよりスムーズになること、など脳機能の改善が強く期待されます。本書の後半で紹介した、さまざまな方法の中で、これならば私にもできるかもしれない、と思えることをぜひ見つけていただき、実践してくだされば、私としては、大変うれしいことです。

読者の皆さんが、「年をとるほど頭がよくなる」ことを実感され、はつらつとして、いきいきと、日々暮らしていかれる上で、本書がその一助となることを祈ってやみません。

私は、脳の老化について大学の研究室でコツコツ研究している一研究者にすぎません。今回、文庫本という形で、より多くの方々に、私たちの研究結果を、お伝えするチャンスを与えていただけたことに深く感謝しています。また、快く、解説文を引き受けてくださった竹内薫《かおる》さん、ありがとうございました。きっと、この解説のおかげで、今までよりも、より多くの事柄を、読者の皆様にわかりやすく伝えられたはずと、信じています。

（平成二十年八月）

解説

竹内薫

数年前、私は自分の脳ミソが衰えてゆく恐怖に戦《おのの》いていた。

科学作家稼業《サイエンスライターかぎょう》を始めてから十数年。ちょっときわどい翻訳本から、ネイチャー誌の解説記事をまとめた本、さらには物理学の超ひも理論の本まで、とにかくがむしゃらに仕事をやり続けていた私は、一日中、頭がボーッとして、まるで霞《かすみ》がかかったような感覚に陥ってしまい、とうとう脳のMRI検査を受けたのだった。だが、特に異状は見つからず、かかりつけの医者からは「竹内さん、気のせいですよ」と言われた。

しかし、自分の脳の働きについては、毎日「この脳ミソ」を使っている自分の感覚のほうが正しいに決まっている。私は、日々衰えゆく自分の脳の働きに、なんとか歯止めをかけることができないか、必死にあがいていた。

そんなある日、私の元にテレビの仕事が舞い込んできた。世界的な映画監督の北野武さん（＝お笑い芸人のビートたけしさん）が現役東大生チームとたけし軍団の面々と競って数学の問題を解くバラエティ番組が始まるという。その番組顧問として解説をやってくれ、という依頼だった。

それまで、人前でしゃべるのが酷《ひど》く苦手だった私は、躊躇《ちゅうちょ》した。なぜなら、テレビの解説なんて、よほどの心臓で、おまけに饒舌《じょうぜつ》でなければ務まらないと思っていたからだ。私のような人見知りの口ベタ人間が、どうして何百万人という視聴者が見ているテレビで解説などできよう。どう考えても無理に決まっている。

だが、この「たけしのコマ大数学科」という新番組が転機となり、私の脳ミソの働きは復活したのである。番組の解説を始めてから、あの気持ち悪い靄《もや》がかかったような状態はなくなった。若い頃のように脳ミソが「走っている」のが実感できた。

今から考えると、十年間も机にへばりついて物書きをやっているうちに、私は慢性的な運動不足に陥り、また、ハラハラドキドキするような刺激とも遠ざかっていたのだ。それが、いきなり、それまでとは全く違った世界に飛び込んで、すべてをゼロから学び直すような生活が始まり、私の脳は活性化されたらしい。

その後、ニュース番組のキャスターに挑戦したときは挫折《ざせつ》し、大きなストレスに見舞われ、ふたたび私の脳は沈滞ムードになってしまった。

さらにその後、FMラジオのナビゲーターを務めるようになると、今度は和気藹藹《わきあいあい》としたスタッフに恵まれ、自由に企画を実行に移すことができるようになり、またもや頭の靄は吹っ飛んだ。ニュースキャスターで感じていたストレスがなくなっただけでなく、ラジオの原稿を「音読」したり、アドリブのフリートークを工夫するようになって、これが脳ミソにとって凄《すご》くよかったのだと思う。

この本を手にとって、まずは冒頭の脳年齢テストをやってみた（私は、テストとかアンケートといわれると、ついやってしまう性分なのだ）。その結果、「記憶力」が少々衰えていることがわかったが、その他の項目は、それなりの高得点であった。それは、たしかに現在の私の刺激のある生活と脳ミソの走り方と矛盾しないが、なぜ、記憶力だけはダメなのだろう？

いや、もちろん、その答えは久恒先生が第4章で詳しく、その理由を説明してくれている。そして、先生の答えは、われわれ中年を勇気づけてくれるものだ。

「若々しい脳をもつ子どもたちは、『意味記憶』の達人なのです。」

さして大きな意味もないトランプの数字を覚えるのが「〈無意味〉記憶」でなく「意味記憶」というのは解《げ》せないが、とにかく、丸暗記の能力が落ちているからといって、落ち込む必要などないのだな。いや、それどころか、年輪を重ねた脳には知恵がそなわっているという。

「大人の脳は年月を重ねるごとに知識や経験を積んで、神経細胞のネットワークを強化して、『エピソード記憶』の能力を高めているのです。」

本書を読み進めていくと、ウォーキング、新しいことにチャレンジすること、充分な睡眠など、随所に元気脳のコツが書いてあるが、きわめつけは、BDNFを増やすための性ホルモンの分泌《ぶんぴつ》だろう。

「性ホルモンを分泌させるには、とにかく恋をすることです。」

言い得て妙である。古来、「英雄色を好む」と言うが、彼《か》のアルバート・アインシュタインも、数多くの女性と浮き名を流したことで有名だ。私の周囲を見回してみても、色恋沙汰《ざた》と無関係な人よりも、しょっちゅう恋愛をしている人のほうが社会的に活躍している。

ただし、この最後の「コツ」に関しては、久恒先生も書いているとおり、いきなり不倫をするわけにもいかぬ。となると、既婚の中年は、日々、連れ合いに恋をし続けなくてはいけなくなるわけだが、もしかしたら、このコツが脳ミソの活性化にとって、最後の関門かもしれない。

久恒先生の研究は、サイエンス誌を初めとした超一流の専門誌に掲載されており、いうなれば折り紙付きの研究だ。その学術研究を元に書かれた本書は、一般科学書ではあるけれど、しっかりとした科学的根拠に基づいている。

数年前の私と同じように、頭に霞がかかったようで不安を感じている人がいたら、一ヶ月のウォーキング、恋愛、チャレンジ、エピソード記憶といったキーワードを頼りに、脳の活性化を図ってみてはいかがだろう？　そこには、きっと、幸福を実感できる人生が待っているにちがいない。

（平成二十年八月、科学ジャーナリスト）

この作品は、平成十七年九月ＫＫベストセラーズより刊行された
『大人の脳の鍛え方』を改題した。

池谷裕二
糸井重里著

海馬
—脳は疲れない—

脳と記憶に関する、目からウロコの集中対談。「物忘れは老化のせいではない」「30歳から頭はよくなる」など、人間賛歌に満ちた一冊。

養老孟司著

脳のシワ

死、恋、幽霊、感情……今あなたが一番知りたいことについて、養老先生はこう考えます。解剖学者が解き明かす、見えない脳の世界。

黒川伊保子著

恋愛脳
—男心と女心は、なぜこうもすれ違うのか—

男脳と女脳は感じ方が違う。それを理解すれば、恋の達人になれる。最先端の脳科学とAIの知識を駆使して探る男女の機微。

竹内薫
茂木健一郎著

脳のからくり

気鋭のサイエンスライターと脳科学者がタッグを組んだ！ ニューロンからクオリアまで、わかりやすいのに最先端、脳の「超」入門書！

東海林さだお
赤瀬川原平著

老化で遊ぼう

昭和12年生れの漫画家と画家兼作家が、これからの輝かしい人生を語りあう、爆笑対談10連発！ 人生は70歳を超えてから、ですぞ。

夏樹静子著

心療内科を訪ねて
—心が痛み、心が治す—

原因不明の様々な症状に苦しむ人々に取材し、大反響のルポルタージュ。腰痛、肩こり、不眠……の原因は、あなた自身かもしれない。

新潮文庫最新刊

北原亜以子著
赤まんま　慶次郎縁側日記
誓いを立てた赤まんまの簪を、渡せず逝った娘への尽きぬ悔恨。人生の道行きに惑う人の苦い涙に仏の慶次郎は今日も耳をすます。

山本一力著
かんじき飛脚
この脚だけがお国を救う！　加賀藩の命運を託された16人の飛脚。男たちの心意気と生き様に圧倒される、ノンストップ時代長編！

諸田玲子著
狐狸の恋　お鳥見女房
久太郎はお鳥見役に任命され縁談も持ち上がる。次男にも想い人が……成長する子らを見守る珠世の笑顔に心和むシリーズ第四弾。

荒山徹著
柳生陰陽剣
帝に仕える陰陽師にして、柳生の血を引く新陰流の剣客——その名は柳生友景。朝鮮妖術師と柳生家の新たな因縁に友景が対峙する。

西條奈加著
金春屋ゴメス
日本ファンタジーノベル大賞受賞
近未来の日本に、鎖国状態の「江戸国」が出現。入国した大学生の辰次郎を待ち受けていたのは、冷酷無比な長崎奉行ゴメスだった！

池波正太郎
山本一力
北原亜以子
山本周五郎
藤沢周平　著
たそがれ長屋
—人情時代小説傑作選—
老いてこそわかる人生の味がある。長屋を舞台に、武士と町人、男と女、それぞれの人生のたそがれ時を描いた傑作時代小説五編。

新潮文庫最新刊

いしいしんじ著
ポーの話
あまたの橋が架かる町。眠るように流れる泥の川。五百年ぶりの大雨は、少年ポーをどこへ運ぶのか。激しく胸をゆすぶる傑作長篇。

川端裕人著
おとうさんといっしょ
父親は子育てで大きくなる。驚きの育児小説「ふにゅう」ほか、家庭で戦ういまどきパパをリアルに描く共感と愛情あふれる作品集。

嵐山光三郎著
悪党芭蕉
侘び寂びのカリスマは、相当のワルだった！犯罪すれすれのところに成立した「俳聖」の真の凄味に迫る、大絶賛の画期的芭蕉論。

山本博文著
江戸の組織人
江戸時代の武士も一人一人は社会の歯車に過ぎない。給与や待遇の格差、町奉行所をはじめとした幕府組織の論理と実態を解き明かす。

磯田道史著
殿様の通信簿
水戸の黄門様は酒色に溺れていた？ 江戸時代の極秘文書「土芥寇讎記」に描かれた大名たちの生々しい姿を史学界の俊秀が読み解く。

佐藤雅美著
将軍たちの金庫番
極貧の徳川幕府のため老中らが試みた大胆な通貨政策。それが諸外国との通商における混乱の原因に!? 知られざるお江戸経済事情。

新潮文庫最新刊

原田宗典著
ハラダ発ライ麦畑経由ニューヨーク行
「ライ麦畑」の舞台に惹かれ飛び込んだ初めてのNYはトラブル続きで、いやん、大好き。好奇心全開の爆笑トラベルエッセイ！

井形慶子著
少ないお金で夢がかなうイギリスの小さな家
快適な家とは広い家にあらず。著者がイギリスで目にした、居心地のよい家作りの工夫とは？　日本人こそ学ぶべき英国流住宅術。

川津幸子著
100文字レシピ おかわり。
簡単、ヘルシー、しかも美味しいお料理を、たった100文字でご紹介。毎日のごはんやおもてなしにも大活躍の優秀レシピ、第二弾。

小池　滋著
「坊っちゃん」はなぜ市電の技術者になったか
漱石、荷風、芥川、宮沢賢治……。八つの名作に隠された謎を、当時の鉄道を鍵に読み解く。ミステリの味わいを湛えた鉄道エッセイ。

久恒辰博著
脳は若返る
—最先端脳科学レポート—
脳細胞は一日10万個ずつ死ぬ——はウソ。脳は歳をとるほどどんどん良くなる。読めば元気の出る科学エッセイ。「脳年齢テスト」付。

天野惠市著
ボケずに長生きできる脳の話
長生きに必要な脳のエネルギーを心得て、思う存分、長生き人生を愉しもう！　役立つ食べ物、飲み物も紹介。元気な長寿生活の極意。

脳《のう》は若《わか》返《がえ》る

―最先端脳科学レポート―

新潮文庫　ひ‐28‐1

平成二十年十月一日発行

著者　久《ひさ》恒《つね》辰《たつ》博《ひろ》

発行者　佐藤隆信

発行所　株式会社 新潮社

郵便番号　一六二―八七一一
東京都新宿区矢来町七一
電話　編集部（〇三）三二六六―五四四〇
　　　読者係（〇三）三二六六―五一一一
http://www.shinchosha.co.jp

価格はカバーに表示してあります。

乱丁・落丁本は、ご面倒ですが小社読者係宛ご送付ください。送料小社負担にてお取替えいたします。

印刷・三晃印刷株式会社　製本・株式会社大進堂
© Tatsuhiro Hisatsune 2005　Printed in Japan

ISBN978-4-10-136091-1 C0177